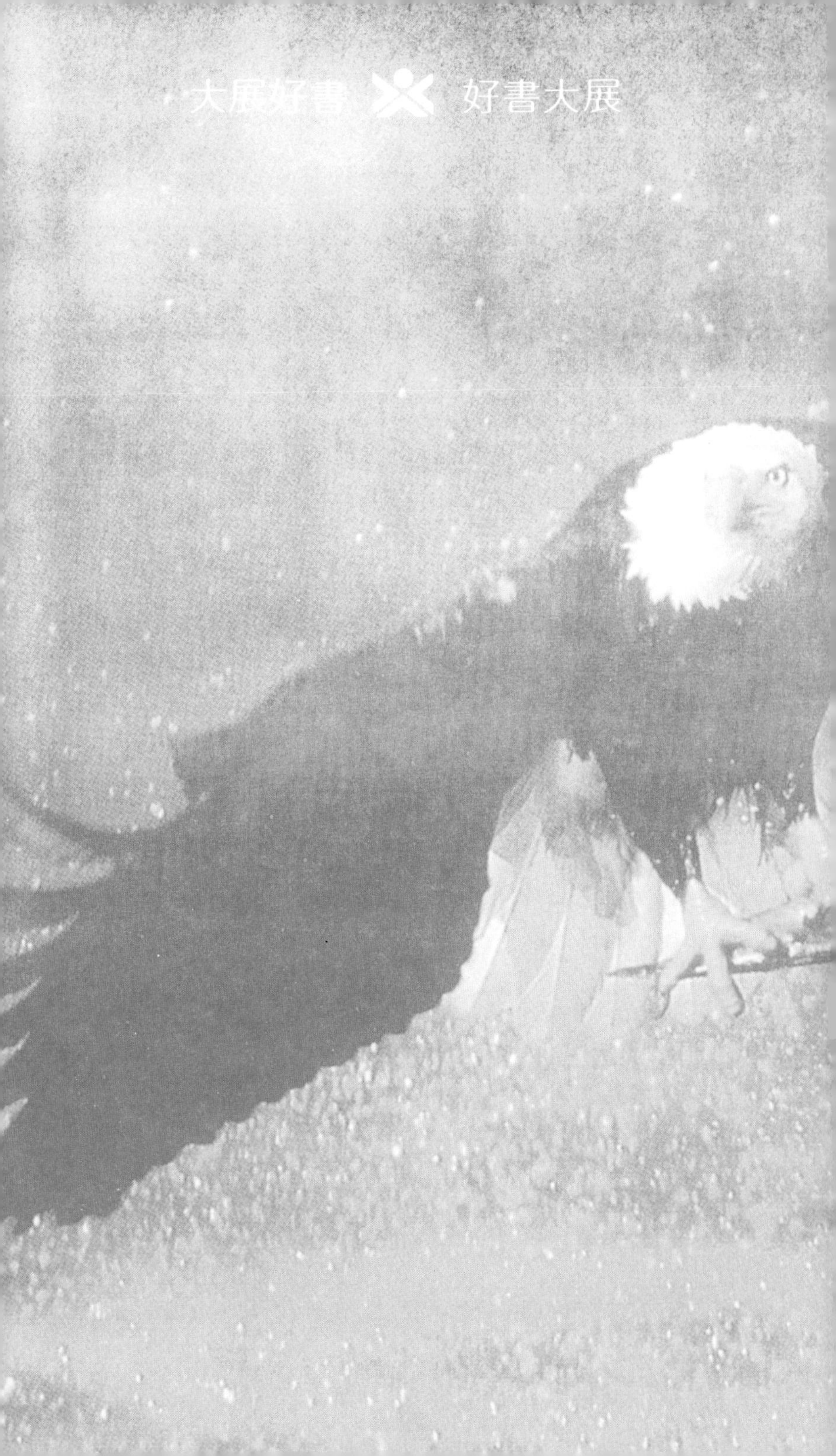
大展好書 好書大展

猝死病例迅速蔓延
你是勤勉型或死拚型

過勞死 猝死的預防

卓秀貞／編譯

11
健康天地

序　言

我國加速復興地腳步，達成了令世人矚目的經濟奇蹟，由街道上充斥著各式各樣的精緻物品來看，便可瞭解人民生活之富足了。

究竟促使我們急速發展的原動力是什麼呢?那就是日本人勤勞刻苦的精神;做事認真負責，以及對公司忠貞不二的態度等;事實上，就是全國上下皆能拚命地努力工作。

可是目前，由於拚命工作，造成了身體過度疲勞，然而，即使想稍作休息，但當考量到某些實際問題時，仍不是那麼的容易。

由於各企業間的競爭越來越激烈，為能繼續生存下去，唯有更加努力奮鬥，相對地加班時間也必是增長，甚至連假日也得犧牲掉。

總之，我們的工作時間與外國人相比，已明顯地多出很多，而且，伴隨金融的國際化及傳播界二十四小時的上班體制，便利商店的普及，從事此類晝夜不分的工作人員，也迅速地在成長著。

諸如此類，加班時數增長及不規則的上班時間，又因緊張壓力等所引起的「過度疲勞」，因此造成許多人的死亡，成為當今重大的社會問題，有越來越多的人因過度疲勞而死亡。

然而，這些問題的癥結所在為是否適用於勞工災害之賠償條例。目前幾乎都要尋求法律途徑來解決，大多數要依靠審查及裁決來認定。

目前最重要的是，防止過勞死之發生。等到死後，再來談這些問題就太遲了。因此應該防止這些不幸事件的發生。

本書綜合整理了多年來所累積的資料，而儘可能地讓人們免於「因過度疲勞而不幸死亡」，並且希望能徹底的避免此種悲劇繼續發生。

在此著作中，以本人在醫學上之專長循環系統為主（心臟、血管、血壓、腦血管）並採用醫學上過勞死之實例，試著去整理出有關過勞死的預防方法。這實在是因為幾乎所有過勞死的發生都與循環器官的疾病有極大的關係。

過勞死並不單是勞方的問題，資方的觀念、想法也是很重要的。「身體太過疲勞的話，就休息吧！」以這樣簡單的一句話並沒辦法解決問題。關於過勞死此一問題，由醫學上的觀點來考量，應以整體為範疇，並殷切地期望能將此問題視為社會整體的問題，而能廣泛地受到重視。

本書是以漸進的方式，來防止因勞動過度所造成的不幸弊端之發生，並期盼對於社會真正的繁榮及富足的生活，能有所助益。

目錄

第四章　危險的工作及工作量
——明知工作過度仍不肯休息

第五章 避免因過度疲勞而引發猝死
——無需停止工作，也可維持健康的方法

第六章 一般性健診無法防止過勞死
——應妥善維護循環器官健康

第七章 其他心臟病及猝死

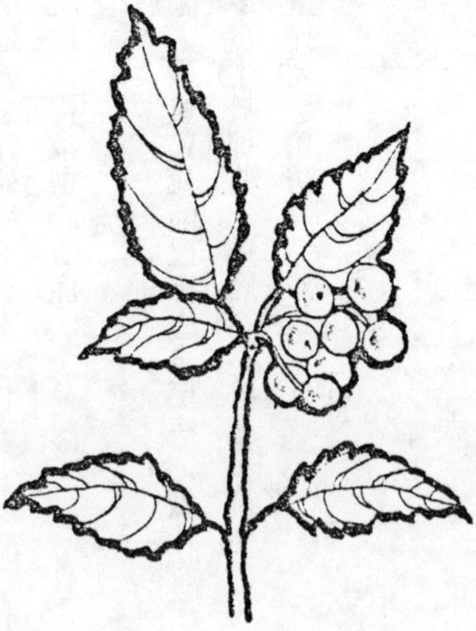

第一章　在你周遭隨時可能發生的過勞死

——在「上班族間」不斷增加的死亡實例

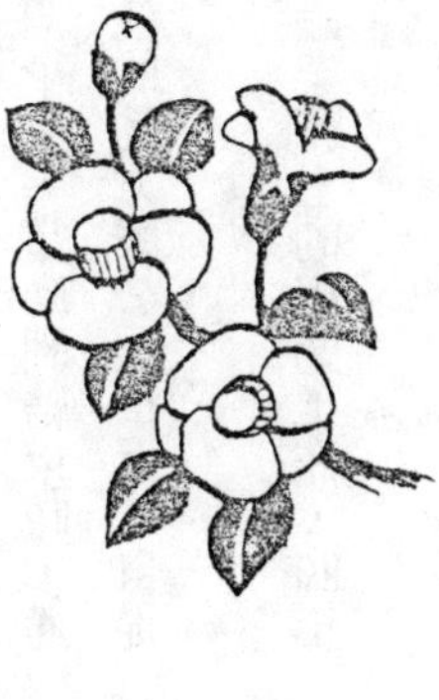

◎因緊張壓力及吸煙過量所造成的心肌梗塞及不整脈

貿易公司，營業課長C先生（四十三歲）

四十三歲的C先生是貿易公司的營業課長，個性嚴謹，工作努力且態度認真，對工作不喜歡半途而廢，且擁有比別人更強的競爭心理，絕不願意輸給同期的同事，因此，非常在意別人的成功或昇遷。自二十二歲進入公司起，便全心投入於公司繁忙吃重的工作。

由於業務上的關係，與客戶間應酬的機會也相對地增加很多，一週中幾乎有一半的時間，要在晚上，與客戶一邊喝酒、一邊洽談公事，香煙量一天超過四十支，當應酬結束時，通常已過了十一點。然後要再搭一個半小時的電車才能到家。以前住的地方離公司很近，自從十年前買了房子後，每日往返約需耗費三個小時。

在沒有應酬的時候，則留在公司繼續整理資料，或與部屬討論業務上的相關工作，四年前榮昇為課長後，便愈加地忙碌了。

加班時數每月約一百六十小時左右，又因平時之工作量的負擔很重，因而在精神上累積了相當沈重的緊張壓力。

那麼，在此將C先生往後的生活狀況逐一記載如下：

十二月一日

最近三個月的業績下降，故時常特別撥出時間與部屬一起做全面性的檢討，針對往後各個工作方針擬定計劃，因而感到非常的疲倦。

十二月十日

由於工作忙碌及精神緊張，一點食慾也沒有，原本就不太喜歡吃水果的他，現在更是不想吃。

最常吃的食物是炸肉排，如此一來，在毫無食慾的情況下，便吃炸肉排，由於慣於偏食，所以，營養的攝取並不均衡。

十二月十五日

好累！

日以繼夜不停地加班，回到家時已是深夜十二點了，工作毫無進展，加上情緒急躁，煙就抽的更兇了，一坐下來便想吸煙鬆口氣，一天約五十支。

十二月十八日

天氣漸冷，心情鬱悶，經常在夜歸途中抽煙，心裡想著是太累了，然而，還是很不在意自己的健康狀況。

十二月二十二日

天氣更加寒冷了。

今天與客戶洽談生意，卻毫無所獲，又不放心交給年輕的部屬，祇好再度開公司的車出去洽商，但，仍無結果，心裡著實很煩，在回程的車上，煙又抽的更猛了。

五點三十分

在紅綠燈處，胸部突然發生劇烈的疼痛，尤其是在胸部，好像到處都有針在刺一般，約二、三分鐘後，全身冒出冷汗，下意識地便用手壓住胸部，然而，卻不能遏止劇痛，好不容易地將車子停在左側路邊。

五點三十四分

步出車外，想請人叫救護車，想對離此不遠的人求救，想用力大叫，然而胸部實在太痛了，所以叫不出聲來，此時，較方才滲出更多的冷汗，想開口喊：「叫救護車……」時，突然完全地喪失意志，不支倒地。

好不容易附近的人終於注意到了，跑過來呼叫，卻毫無反應，第二個人大叫著：「快叫救護車」，並邊跑到離此約十公尺處的公用電話亭打一一九，十分鐘後救護車抵達了，然而，此時C先生的心臟及呼吸已完全停止，一切為時已晚了。

由於C先生經過長期的加班，造成極度的疲勞，再加上連日來業務上的緊張、壓力以及猛抽煙，是造成心肌梗塞的主因，接著又發生情況最惡劣的不整脈，而導致死亡的。

今年，C先生曾接受公司所舉辦的一般性之健康檢查，然而，並沒有發現到有任何的異狀，而且，至目前為止，身體狀況也一直很良好，公司同仁及家屬均料想不到會發生此等令人遺憾的事故。

但是，C先生的太太則說：「我先生最近因工作相當地忙碌且疲倦，總覺得休息一下會比較好。」

稍後，C先生的家屬們趕到現場，然而為時已晚，雖然他的妻子兒女哭喊著說：「如果把工作稍微暫停下來，舒緩一下身心，此不幸事件就不會發生了。」然而，事到如今，再怎麼說也於事無補了。

◎蜘蛛膜下出血之前兆為劇烈的頭痛

程式設計師／F先生（三十九歲）

F先生是電腦公司的程式設計師，個性嚴謹，對於工作極為細心，對預訂好的工作，一定會在預訂的期間內完成，故以此負責認真的態度而聞名。

隨著電腦的普及，F先生的工作也逐日地增加忙碌起來，為因應各公司客戶的需求，其程式設計也有所不同，因此，須配合各公司客戶的需求來製作，且程式設計是一項心思縝密的工作，在程式設計完成時，心中總會洋溢著一股無法形容的成就感。

八月

今年訂單相當多，況且去年也夠忙的，八月份的加班時數，超過一百八十小時，星期日幾乎沒有休息，單程的通車時間約一小時四十分，到公司後便集中精神地工作至深夜十二點，由於太過勞累，便到附近的旅館過夜，因為與其浪費時間坐車，不如住旅館，如此也可鬆馳一下身心，但是，疲勞的情況依然沒獲得改善。

九月十五日

今夜，好累，頭部感到劇痛，像這種情況在最近一、二年內偶爾發生過，以前曾治療過二、三次，覺得沒什麼大礙，所以並不怎麼在意。

九月二十日

今天是本程式設計的最後階段，因而極為忙碌，頭痛較前更甚，全身使不上勁，毫無食慾，實在非常疲倦，但又不能丟下工作回家休息，實在是沒有人可以代替，家人也勸我要休息，可是在責任上又放不下。

九月二十五日

早上起床，頭部仍劇痛不已，臉色蒼白，家人一直勸我別去上班，便試著打電話向公司請假，上司在電話中回答說，如果祇是輕微的頭痛，還是別把工作耽誤，因此祇好在十點時又回到公司去。

午後六點三十分

突然頭痛欲裂，和往常的疼痛不同，愈來愈劇烈的頭痛，令人難以忍受，於是抱著頭站起來，大叫「痛死了！」

周圍的同事嚇了一跳，並圍觀過來，然而，祇見F先生抱著頭顯出極端痛苦的模樣，因為太突然了有的同事被嚇的退縮在一旁。

有的人雖開口問說：「有沒有關係啊？」然而，大家立刻聯想到了最惡劣的情況。其中一人緊急地叫了救護車，然而，當在電話中被詢問到是何狀況時，也僅能以「抱著頭，極度痛苦的樣子，快點來啊！」來回答對方。此時的F先生倒臥在床，祇是一直抱著頭部。不論周遭的人如何地詢問，幾乎無法作答了。

不久救護車趕到，將F先生用擔架送入車內，火速地送往附近的醫院急救，等瞭解患者的病情後，此時，醫生也僅能猜想可能是腦出血吧！

但是，雖有腦出血的徵兆，卻無明顯的痲痺症狀，在做腰椎穿刺時（用針在腰部進行的檢查），流出的是鮮紅的血液。

七點四十分

懷疑是蜘蛛膜下出血，準備進行CT攝影，但此時的F先生已完全喪失了意識，陷入了昏迷狀態。

七點四十八分

進入CT攝影室，呼吸微弱，血壓也逐漸下降了，僅進行第二枚CT攝影時便中止了攝影，開始治療，此時，呼吸幾乎完全停止。

七點五十九分

因血壓降至六十，故給予注射使血壓昇高的藥劑，然而，於八點十分時，呼吸完全停止，於是醫師立即將管子插入其氣管，並起用人工呼吸器，才又開始呼吸。

八點三十分

F先生的家人終於趕到醫院，但，病患仍毫無意識，且呼吸又告停止，此時，好不容易地靠藥劑才保住其血壓；家人見狀，不禁愕然哭道：

「你，是怎麼一回事啊！」

「爸爸！要不要緊啊！」

並多次喊道：

「為什麼?怎麼會發生這種事啊!」

九點三十分

血壓又開始下降,藥物也毫無作用了,在九點三十五分F先生終於永世長眠了。

死因為蜘蛛膜下出血。因大量的血液滲出於蜘蛛膜下,壓迫腦幹而導致死亡。那是由於長期地過度疲勞、加班,再加上精神上的緊張壓力所造成的。

壓力緊張及過度勞累,何以會造成死亡的呢?其真正的原因並不清楚,實際上,不僅腦部,就連血管也容易產生出血;例如,持續性的過度疲勞;會使體力變差,也會變得易流鼻血,這是衆所周知的。

◎過度疲勞是造成高血壓患者死亡之主因

製造課長/J先生(五十歲)

J先生今年五十歲,在一家中小型企業擔任課長之職,公司以生產塑膠產品為主。

在工程上必須使用非常複雜的機械，若遇到人手不足的情況，即使有計時工作人員前來支援，也無法馬上進入狀況，況且，公司上下僅有五十人，所以身為課長的人就得身先士卒地在工廠工作。

工作上的訂單越來越多，這一年來，以輪班的方式，幾乎都要工作至深夜十二點。J先生處事嚴謹，工作必定要在期限內完成，並且要求部屬也要嚴守交貨期限。無論發生什麼事，即使感冒發高燒，然而，在人手不足或趕不上交貨日期時，他都會不顧一切地到工廠上班，對於工作相當的盡心盡力，因此，當身體狀況不佳時就更加令人擔憂了。

最後一年的暑期休息也僅休三天而已。工作同仁中有人休了五天假，然而以J先生的工作熱忱，卻僅願休假三日。而這三天的期間，J先生猶如死去般地精疲力竭，整日是醒了又睡，睡了又醒，那是由於累積了經年累月的疲勞所造成的。八月十八日起便又回復到往日般的忙碌生活了。

進入九月後，便連一個星期假日也沒有休過。

上下班的通勤時間約須花兩個小時，甚至於連星期日回到家都已經是晚上十點多了，而平日幾乎都要到深夜十二點才能到家，因而，累積了相當時日的疲勞。

九月二十日

常常發生頭痛，全身軟弱無力，有時會想坐下去便不要再動了，甚至會有耳鳴；雖然心想可能是身體上出了毛病，然而，又想大概是有點兒累了吧！所以也沒去看醫生。

九月二十三日

肩膀酸痛，血壓也較以往偏高，或許是身體上有點兒小毛病吧！但是，為免家人擔心，所以只是輕描淡寫地帶過去。

九月二十四日

利用午休的片刻時間，到附近的內科診所去，血壓高到一百八十，醫生吩咐，要避免精神上的緊張及壓力，並且不可過於勞累，肩膀酸痛的毛病，在服用藥物一週後，稍有起色。

十月二十日

降血壓的藥吃完了，但實在是太忙碌了所以也沒再上醫院去。結果肩膀酸痛的毛病再度復發。

本月加班時數約為二百小時。

十月三十日

對妻子說很疲倦，太太也勸我多休息，然而，工作無法暫停，並須繼續加班。頭痛、肩膀酸痛、四肢無力，連提東西都很困難。到了傍晚全身變得軟弱無力，在不知不覺中便猶如癱瘓般地坐了下來。

十月三十一日

今天頭痛的更加劇烈，疼痛一陣陣地來襲，很想提早下班，然而，又想著工作必定要在本週內完成，所以還是斷了回家的念頭。

傍晚，在工作時，右手突然動彈不得，拿在手上的工具也滑落到地上，突然在「啊！」的一聲驚叫中，右腳也失去力量，踉踉蹌蹌地倒向右邊。

周圍的人匆匆趕來：「J先生，你怎麼了？」

六時

J先生氣若游絲地說：「還好……祇是全身無力。」

之後約二、三分鐘，右手、腳便完全失去知覺，意識漸漸模糊，並且已無法正常地說話了。

六時三十分

當有人叫來救護車時，已呈昏迷狀態，周圍的同事在擔憂之餘將其抬上救護車。

六時四十分

送達附近的醫院急診，仍呈昏迷狀態，呼叫也毫無反應，血壓上昇至二百，脈搏的跳動每分鐘為九十下。經醫生診斷，身體右半部已完全麻痺了。

經由X光判斷，可知為左腦出血，且範圍極為廣泛，並且有部份的出血流入腦的中心。

七時二十五分

送進加護病房，然而此時已毫無意識，喪失反應能力，血壓上昇至兩百一十，脈搏每分鐘為九十五下。院方告知代替照料的同事們，請其通知病人家屬，同事們才知事態嚴重。

八時

因出血已逐漸接近腦室，據醫生說情況很危險，並不樂觀（腦室＝為腦組織內的空洞，充滿著體液。出血如流至此處，易造成病情惡化）。血壓為一百八十，脈搏為每分鐘九十八下，呼吸很紊亂，繼續為其注射點滴，並給予治療出血的藥物。

九時三十分

病人的家屬、妻子及二個女兒抵達醫院。

「爸爸、爸爸。」

不論家屬如何叫喚已毫無反應。妻子的臉色蒼白。二個女兒不斷地哭泣著，並叫喚著父親，然而，仍是毫無反應。

九時五十分

呼吸突然惡化，血壓降至一百二十，醫生及護士匆忙趕來急救，並告知其妻出血已流至腦室，已經毫無辦法了；其妻則放聲大哭。

九時五十九分

呼吸好像要停止般地微弱，血壓降至九十，脈搏跳動每分鐘僅有六十下。

十時五分

呼吸停止，但心臟仍在跳動，醫師開始為其施行人工呼吸，不久又有了呼吸，然而已無法自行呼吸，故為其接上人工呼吸器，靠機械來幫助其呼吸。

十一時

接上呼吸器後經過五十分鐘，血壓仍維持九十，脈搏每分鐘也是六十下。

試著暫時停止呼吸器，然而仍無法自行呼吸，故又再度接回去。

隔日早上九時

仍無法自行呼吸，試著去拍攝其腦波，然而卻找不到了，所呈現的是腦死狀態。

十時五分

血壓降至五十，醫生注射藥物才又回昇至七十，不久，血壓及脈搏又持續地下降。

十時五十五分

心臟終於完全停止，血壓不再上昇，J先生也永世長眠了。

因過度疲勞造成血壓上昇，並導致腦出血，而出血又侵入最重要的部位腦室，因而造成此不幸的結果。

留心血壓並充分休養，而且，如能避免緊張壓力的累積，男性之過勞死是可以預防的。

◎使用心電圖仍難以發現的不整脈

銀行職員／P先生（四十八歲）

P先生任職銀行界，在某大銀行擔任國外相關業務的部長。為了處理國外貨幣交易，所以總是過著晝夜不分的生活。

態度認真、工作熱心；對於工作上之要求，可說是個完美主義者。

並沒有什麼特別的嗜好，因此，想稍微放鬆心情的時間也幾乎沒有。假日在家也不知該做什麼休閒才好，因此，看看電視便成了唯一的喜好了。然而，因為常要交際應酬，打打高爾夫或是因為工作上突發的狀況，所以往往無法輕鬆地看完電視。

每天幾乎都過了深夜十二點才回到家，故而，常常到銀行附近的旅館過夜休息。

香煙一天約四十支。平日飲酒約為啤酒一～二瓶，有時也會多喝些，有時雖想少抽些煙，然而，卻很難辦到。有打算要少喝點酒，但是由周圍的人來看，並沒有達到預期的成果。

十月

今年的年尾已逐漸接近了。

自己並沒有發覺到已累積了慢性的疲勞，對於食物也沒什麽食慾，多少都會吃點水果，然而，與妻子相比，也減少了許多。

十月十五日

工作進行的並不順利。如此持續下去，對銀行必定會造成損失，正當如此思考之際，心跳突然變得很急促，歷時約五、六秒鐘即停止，感覺很不舒服，胸部有疼痛感，而且，心臟也好像要停止一般地難過，這樣的情形還是第一次出現。

然而，今年五月份，做一般的健康檢查時並沒有發現到有任何的異狀，因此，對自己的健康狀況，就不怎麽擔心了。

十一月五日

為了工作可能又要熬夜了，正在想的時候，心臟又急促地跳了起來，約十分鐘後又同樣地跳了一次，故稍微有點擔心起來，想想或許是太累了吧！這個星期假日一定要在家裡好好地休息。然而一到了星期日，為了交際應酬，於是又出去打高爾夫，休息又告泡湯了。

工作起來很沒勁，緊張壓力又重，然而為了不向工作上的壓力屈服，於是祇好更拚命地工作，但是這又成了另一項壓力，因此也就更加的疲憊。

「自從銀行實施週休二日制以來，反而使得平日的工作更加忙碌，這反倒不是件好事。」如此認為的人很多，這也是我們可以理解的。

十一月二十日

因為心臟又開始怦怦跳了，於是到附近去看醫生，然而醫生僅回答說：「心電圖上並沒有出現異狀，是你的身體稍微有些疲勞，無須擔心。」

十二月五日

最近連水果都不吃了，而且，今天還稍微有點腹瀉的現象，身體的水份也因此都排出了體外。

但是，仍持續工作，並沒有休息，僅是在藥局買些藥來吃，總之還是得繼續工作。

十二月六日

覺得很疲勞很想休息，然而，今天要舉行一個重要的會議，所以更不能休息。

早上，心臟又急促地跳了起來，然而，平靜一下後又出門上班去了。

下午四時三十分

會議中，P先生說了一聲「啊！」便用力地壓住胸膛，三秒鐘後，突然倒地，喪失知覺，毫無意識，救護車來到時，早已氣絕身亡。

P先生由於過度疲勞，而變成易疲勞的體質，而且，因緊張壓力促使血液中的腎上腺素分泌量增多。再加上，食慾不振所產生的偏食行為，導致血液中鉀及鎂的含量過低，故易產生不整脈。

當P先生到附近的醫院去要求診察時，當時並沒有出現不整脈，這是因為如果沒有使用二十四小時長時間記錄之心電圖，此種特殊方法來觀察的話，是無法發現的。如果採用二十四小時長時間之心電圖來觀察，必定可以發現不整脈，因此，若能多採取些防範措施，就好了。

一般的身體健康檢查，是完全沒有此類的心臟檢查，因此對此種不整脈的檢驗會有所遺漏，所以對處於過度疲勞狀態的P先生來說，以循環器官為主的特殊健康檢查，是絕對有必要的。

◎疲勞的累積將使哮喘復發

不動產關係企業課長／Q先生（四十八歲）

Q先生是小公司的課長，公司是經營不動產之相關事業，因此並不需要出賣勞力，但是在人際關係上卻得特別地用心才行。

Q先生在孩童時期曾罹患小兒氣喘病，曾有一段時期，有過相當嚴重的氣喘發生過，經長期服用藥物，並開始運動來稍加鍛鍊自己的身體，於是情況逐漸好轉，進入高中後便不曾再發作過。

目前的工作非常的忙碌，每月加班時數約達一百六十小時。

兩年前起身體變得容易疲倦，假日便都在家裡休養自己的身體，但是，四十七歲時的冬天起，祇要突然地外出到寒冷處，或是做做激烈的運動，呼吸就會變得急促，每個月幾乎都會發生一～二回。

Q先生並不抽煙，而且，當有哮喘的毛病發生時，便會更加注意自己的身體狀況，並儘量避免到空氣品質不良的地方去。

十月

已四十八歲了，十月二日，天氣寒冷了起來，想想對呼吸應該沒什麼影響吧！便與同事外出散步到深夜十二點。過了約三十分鐘，便出現了微咳的現象，於是搭乘計程車回家。

十月五日

想要休息休息，然而，自己若沒上班，工作便無法運作，於是便出門上班去了。

偶爾在颱風過後的天氣裡，可能是天氣變化較激烈的原故，呼吸又變得急促了，而且疲勞的狀況也一直未獲得改善。

十月三十日

從事不動產的工作所獲得的待遇，相當的優渥，也因此常會覺得，不能輕易放假，對身體是否會有大的影響？然而，每天還是工作到很晚。本週和上週的假日均到公司上班，也已連續地工作了三個星期了。

而且氣喘的次數也越來越多。

十一月二十日

上週的氣溫還稍微的溫暖些，然而，今天卻忽然地變冷，於是感冒了。發燒至三十八度，並且出現喉嚨痛及流鼻水的症狀。但是，仍不能休息，要去上班。

一想到晚上必須接待客戶到很晚，便覺得神志有點恍惚。

結果在晚上十一時才與客戶道別，又搭了一個半小時的電車才到家，此時的體溫是三十九度，於是便多喝了些感冒藥。

十一月二十八日

感冒稍微好些，但是這一星期來，雖然感冒卻又不能休息，所以身體狀況又差了些。於是氣喘的次數又更增加了。

十二月二十日

真正的寒冬來臨，於是氣喘得更厲害。然而，並沒有因氣喘的次數又增加而想早點回家，並且沒有向公司提出要求，但是很多工作還沒完成，於是又得加班。

十二月二十一日

發燒至三十九度，氣喘的症狀加重。稍微一動，便覺得難受，家人都勸說：「今天休息吧！」但是今天有項重要交易要處理，不能休息，於是，喝了藥效較強的解熱劑後，便又到公司去。

晚上九時

好不容易地工作終於結束了，稍微一動便會痛得令人難以忍受，於是要求先回家。於十時三十分返抵家門，此時，感到胸部非常地難受，而且發燒到三十九度。

十二時

想著明日休假去看醫生吧！於是喝了解熱劑，才睡著。過了三十分鐘後，胸部喘息的情況，感到好像較輕，妻子也已睡著了。

半夜二時

又開始咳嗽，喘息的現象也更加地嚴重。

呼吸好像很困難，而且無法看清東西，妻子急忙呼叫救護車，二時四十分，救護車抵達，此時，非常地痛苦，而且情況很難緩和下來，好像一站起來，就會使情況更加地惡化。

三時二十分

送入附近的急診室，此時，哮喘得很嚴重了。

醫生說是哮喘發作，於是幫Q先生注射藥物，然而，情況並未見好轉，於是又增加了注射量，但是，仍是非常的痛苦。

五時三十分

呼吸突然停止了，但心臟仍在跳動著，醫生便為他做人工呼吸，並給予注射藥劑，然而仍不見有任何效果。

六時三十分

因呼吸不全而與世長辭。

Q先生曾經罹患過哮喘，年輕時並曾接受治療；但是，到了中年，卻因工作所累積的勞累，使得哮喘斷斷續續地再度復發。於是病情逐漸惡化，同時又感染了併發症，終因呼吸不全而導致死亡。

如能早日停止工作，接受治療；此等不幸事件是可以避免的。

以上所介紹的五個因過度疲勞所產生的悲劇。如持續地做出勉強自己的工作，那麼，對身體會產生何種不良的影響？想必各位讀者都非常明瞭。最不良的情況就是，不願休息，接受徹底治療；如此，祇會使身體過度疲勞的狀況不斷地惡化下去。

特別是五十多歲的人尤應多加注意自己的身體狀況，然而，三、四十歲的人，也不可太過掉以輕心。

另一方面，想休息，卻又無法休息，這也是社會上的普遍實況。那麼，到底該如何是好呢？在告訴你該如何是好之前，首先，要請你依下一章之問答，來測驗你自身的危險度。

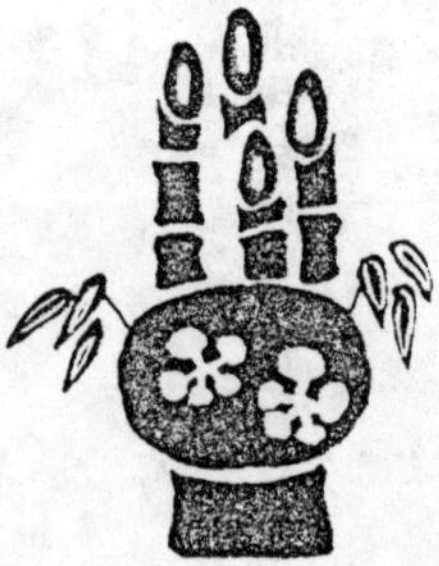

相關用語 1

胃潰瘍

胃的粘膜發生皸裂的現象，使得胃的部份組織壞死，嚴重時會造成胃穿孔。太過緊張、壓力過重或是疲勞過度時，較易產生胃潰瘍，或是以前曾胃潰瘍的部位也會惡化，易導致胃出血、穿孔、甚或造成死亡。

也是導致過勞死的原因之一。而且在早期即會出現某些症狀，因此，如能早期診斷，那麼早期治療也較容易，實際上很少會導致死亡的。如能避開緊張壓力、避免過度疲勞，僅服用藥物，便可使情況獲得改善。

氣喘

心臟的活動力較差時，便會造成肺部積水，也會使得呼吸困難。有時也會出現肺氣腫或形成支氣管炎。當心臟及肺的機能處於不良的狀況時，如仍過度地勉強自己，有時亦會導致死亡。這也是造成過勞死的原因之一。如能減少鹽份的攝取，安靜地多休息，那麼，僅配合醫師指示服用心臟方面或肺方面的藥物，便可治療。

A型行動

性情急躁、熱心工作、很有活力、並有強烈的競爭意識。具有這些性格的人特別容易罹患狹心症或心肌梗塞。即使沒有高血壓或高膽固醇血症的人，仍要特別注意自己的健康情形。舒緩自己的身心，改變自己爭強好勝的競爭意識，對自己的身體較有利。雖不是A型的人也會過度疲勞，而且即使過度疲勞還自認無所謂的人，最易過勞死。

過敏性大腸炎

緊張壓力、過度疲勞及其他因素，會使腸子變得較敏感，容易發生腹瀉或便秘的情況。如此一來，腹部便會產生不舒服，心情也會變得不好。雖很少會導致死亡，然而，當身體過度疲勞時易使病情惡化，須多加注意。

第二章　過勞死危險度的自我評量測驗

——「自認無所謂」就真的可以置之不理嗎？

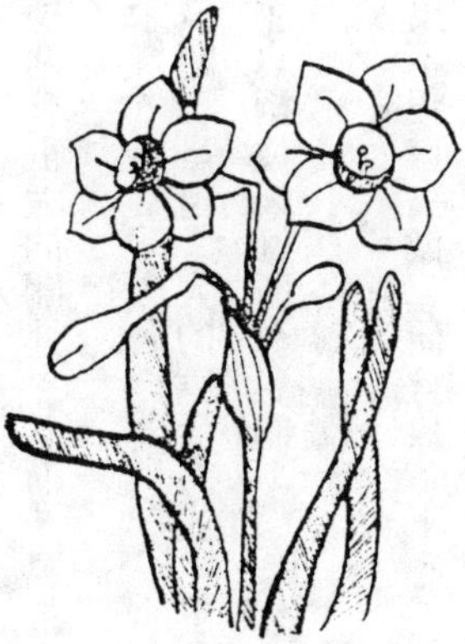

◎以性格來分析過勞死的危險度

不幸發生過勞死的人，如字面上所敍述的，他們在死前都是不斷地拚命工作的人。一定都非常地熱心工作。

在第三章還會更詳細地介紹。過勞死的發生幾乎都與心臟、腦血管等循環器官有直接的關連。

但是，造成此種恐怖的過勞死的死因中，特別與心肌梗塞有很大的關連。然而，易罹患心肌梗塞的人，也多為此種具有「A型行動」性格的人。

在此所說的A型行動與血液的血型A、B、O型完全無關，是指「人的生活方式，屬性格的一種」。在心肌梗塞病例最多的美國，由夫利德曼及羅真兩位醫師所命名的。

A型行動之特徵如下所述：

①幾乎所有的人都是個性急躁的人。不論什麼事，如果不親自去做，便會放不下心。如果不立刻去做便覺得不對勁。即使決定了要彼此共同合作的事，一旦稍有延誤，便會感到焦

過度疲勞為致死原因・1626則

原　　因	比　例
急性心臟不全	18.3%
蜘蛛膜下出血	18.1%
腦出血	16.4%
心肌梗塞	10.1%
其　　他	37.1%
合　　計	100.0%

躁不安，於是，會自己一個人帶頭率先行事。

②工作熱心，過於相信自己的能力，因而想要做超越自己能力的工作。常會因為工作無法順利進行，而不得心安。不擅於安排自己的休閒時間，自己也幾乎都不休息。

一有了休假時，便覺得自己好像做了什麼壞事似的。

③競爭意識強烈，常想比周遭的人做更多的事，並且想要早些出人頭地，因而不斷地努力工作。而且，富有正義感，只要自己認為該做的事情便堅持到底。

尤其是第②項，上班族中多屬此類型之人。你是否也有同感呢？

反之，慢條斯理的人則稱為B型人。

據統計調查，A型人罹患狹心症、心肌梗塞的機率較B型人高出兩倍以上。A型人如能多與凡事悠哉的B型人多接近的話，就可減少發生過勞死、猝死的危險性了。

那麼，包含A型行動的人，一般而言，是何種性格的人容易發生過勞死呢？請你確認一下，那一項最符合自己的性格：

(1)認真

不論上司所說的事情有多麼艱難，不論自己是如何的疲勞，都要努力去完成。

(2)一絲不苟型

處事慎重，在細微處，如不能做得盡善盡美就無法放心的人。並以相同的態度要求他人，對於部屬的工作，如有所不明瞭時，即會親自動手去做。

(3)滿腦子裡祇有工作

工作是唯一的興趣，從早到晚，頭腦裡所想的依舊是只有工作。沒有特別喜好的事物或興趣，因此，連一個知心的朋友都沒有。

(4)易孤立

與滿腦子裡只有工作型的有關，然而，在工作結束後，並不懂得要輕鬆地喝點酒，也不會對公司發發牢騷，而又不愛囉嗦的人。

(5)易囤積緊張壓力

這和(3)、(4)有關連。

不論用何種方式來舒發緊張壓力都可以，總之，若能使心情舒暢就不會有壓力了。

例如：以前曾流行的打擊練習場，雖然僅是以球棒來打擊被投過來的球，然而當球棒擊中球時所發出「鏗！」的聲音，球也飛得好遠好遠，雖然只是如此，此時的心情卻舒暢無比。諸如此類，獨自一人便可能輕鬆愉快的活動也很好。而，保齡球也是一種有益身心的運動，不是嗎？

(6)連一件小事也會想不開

此類型的人也容易累積緊張、壓力。對於小事別太在意，而且，只要盡力做過，便無須後悔，更不用想不開，凡事都能看得開，想得通的話，無須緊張，便能解決了。

(7)無法輕易地將自己的心情、想法傳達給他人知道即使是公司的事，或是對上司的怨言，如能向朋友們適當地發洩，這也是很重要的。而且，周遭的人也應以輕鬆的心情來聽聽他的牢騷、怨言。

(8)無法以輕鬆的心情在家庭裡談論工作上的事情

有些人在家時完全不談論工作上的事情，但是，這種現象並不好。不管怎麼說，夫妻是一生的伴侶，因此，當你有苦惱的時候，就應該對妻子或丈夫說明，才是。

而且，平常就應該閒聊些公司的事情，有時也可邀公司的同仁到家裡坐坐。而且，對方對於自己所談論有關工作上的事也應要有興趣才好。

(9)家人並不願傾聽我訴說工作上的事

這點和(8)也有關連。

長久的婚姻生活，終有一天會變為如此的，即使是這樣的夫妻，他們在剛結婚的時候不也都很樂意傾聽有關對方工作上的事情嗎？不也是在後來才逐漸地失去興趣，不願傾聽對方的談話。

這是因為對話題沒有興趣，而且話題比較不吸引人之故，於是便越來越想逃避，不願傾聽對方的談話內容。這與夫婦間感情的好壞無關。

為了紓解緊張壓力，把令人煩惱、不愉快的事說出來，也是一項很有效的方法。因為在發生問題、或有緊急事情的時候，為免家人擔憂，而不願告訴家人，這是情有可原的。然而，如能在日常生活中，便把事情明白地表達出來，會更好。

⑽妻子是家庭主婦，毫無就業經驗

這點和⑼或⑻有關。

不太關心家庭以外的事情。如和缺乏共同經驗的對相交談，有時會不知所云，因而興趣缺缺，也就無法耐心地傾聽對方的訴說了。

雖說女性的就業率很高了，然而，專職的家庭主婦也為數不少。如有社會工作經驗，就較能理解工作上的結構及煩惱，也較能瞭解丈夫的談話內容，並可助其排解緊張壓力了。

⑾對自己的健康太過有自信

「自己的身體很健康，不會有過什麼大毛病」，人，無論是誰，常會有如此的想法。然而這樣的人最容易罹患高血壓、腦出血或心肌梗塞等疾病。過於自信總認為自己的身體不會有毛病，因此往往會錯過這些稍後顯露出來的徵兆（如胸部疼痛、心悸、頭疼等）。

例如，心肌梗塞在發作的前數日，約有一星期的時間，有半數的人會出現某些症狀。如

：「胸部很悶、全身無力、心情不佳」等。

此時，對自己的身體如能多加留心，便可防止猝死、過勞死之發生了。

⑿對家人的健康狀況太過有自信

「丈夫的身體很硬朗，因此，稍微勞累些對於身體應該不會有什麼大礙，更不可能會發生過勞死。」這也是某些為人妻子常有的想法。

即使丈夫說了：「想暫停工作休息休息」或是「好疲倦哦！」做妻子的很少會認真地傾聽先生的訴求。

在病情尚屬輕微的時候便接受精密的檢查，或是能夠接受預防過勞死的特殊檢查的話，便能避免死亡了，然而，有很多的妻子卻完全不知；錯過了這些檢查，發生猝死後，才悲傷地怨嘆道：

「當初如果好好地聽聽丈夫的訴求，就好了，如今也不會發生令人遺憾的事了！」

以性格來分析過勞死之危險度

請在符合自己的項目空格內畫圈

⑴認真 ……………… □

⑵一絲不苟型 ……………… □

⑶滿腦子裡只有工作 ……………… □

⑷易孤立 ……………… □

⑸易囤積緊張壓力 ……………… □

⑹連一件小事也會想不開 ……………… □

⑺無法輕易地將自己的心情、想法傳達給他人知道 □

⑻無法以輕鬆的心情在家庭裡談論工作上的事情 …… □

⑼家人並不願意傾聽我訴說工作上的事 ……………… □

⑽妻子是家庭主婦，毫無就業經驗 ……………… □

⑾對自己的健康太過有自信 ……………… □

⑿對家人的健康狀況太過有自信 ……………… □

A、○為10個以上…… 非常危險

B、○為8～9個……… 相當危險

C、○為6～7個……… 稍有危險

D、○為3～5個……… 無須太過擔心

E、○為2個以下 …… 幾乎不必擔心

以上十二個項目中，和自己的性格、家人的性格相吻合的有幾項呢？

(1)、(2)項所顯示出的性格是，易累積緊張、壓力；有時往往會為別人操勞煩憂。(3)～(10)是會累積緊張、壓力；(11)和(12)是，對於健康太過有自信，反而會招來危險。

現在，已感覺到疲勞的人，應特別注意；請詳讀下列判定之標準。

《適合項目》

A、十個以上

非常危險；請立即休養並接受特殊健康檢查。

B、八至九個

相當危險，應減少工作量；並請每隔一至二個月就做一次預防過勞死之特殊健康檢查。

C、六至七個

只有某程度危險性；依現在的疲勞狀況，減輕工作量，並請接受特殊的健康檢查。

D、三～五個

有點兒危險，因此，每年必須接受一次特殊的健康檢查；倘若能再稍微地放鬆自己的心情，便可避免發生過勞死了。

E、二個以下

幾乎不必擔心，即使不太在意也無所謂。

◎參考過勞死、猝死發生前兆，做自我評量測驗

如您在第一章所瞭解的，過勞死、猝死在發作之前都會出現某些徵兆。然而，所謂的前兆可說是身體所發出的一種警告訊號，如果忽略不去理它的話，或許你會因此而喪失性命也說不定呢！

在下列的問答中，請在與自己吻合的項目空格內畫圈圈。

Q1　常常覺得頭暈。——□

Q2　有時會發生相當劇烈的頭痛。——□

Q3　常會頭暈，站起時會暈眩。——□

Q4　脖子或肩膀會僵硬，並會感到酸痛不舒服。——□

Q5 耳鳴。□
Q6 眼睛疲勞不舒服。□
Q7 眼睛四周會疼痛。□
Q8 有時眼前會變為一片暈暗。□
Q9 常覺得眼前好像有蚊子在飛一般地若隱若現，但是很快地便會消失了。□
Q10 全身軟弱無力。□
Q11 持續數日地在早晨起床時，感覺身體疲勞沈重。□
Q12 在星期假日時，整日昏昏欲睡的，即使努力放鬆身心，仍無法消除疲勞。□
Q13 在上下班的路途中，有時會感到疲累不堪，想立刻下車，讓身體好好地休息一番。□
Q14 早上，常會不想到公司上班。□
Q15 有時心臟會突然地砰砰跳。□
Q16 脈搏微弱，心臟好像快停止般。□
Q17 遇有不順心的事或過於緊張、壓力太重時，有時胸部會感到不舒服。□
Q18 常感到胸部疼痛。□

Q19 左肩、左腕、下巴常會感到疼痛。 □

Q20 有時會感到呼吸困難。 □

Q21 有時感覺自己好像被關入一間極為狹窄的房間，感到極不舒服。 □

Q22 有時會呼氣困難。 □

Q23 腳部浮腫，步履沈重。 □

Q24 吃任何東西都覺無味。 □

Q25 體重明顯下降。 □

Q26 胃或腸（下腹部）感到疼痛。 □

Q27 常有便秘、腹瀉的情況發生。 □

Q28 手足常發生顫抖。 □

Q29 常出現手腳痲痺的現象，但很快地便又好了。 □

Q30 手腳常會酸軟無力。 □

Q31 常感心情沈重。 □

Q32 欠缺安全感。 □

Q33 不覺得快樂。——□
Q34 難以入睡，常睡到一半又醒來。——□
Q35 時常想向公司請假，在家休息。——□
Q36 時常想換工作。——□
Q37 時常覺得任何事都很麻煩，想任由它去。——□
Q38 懶得和別人說話。——□
Q39 常想要一死了之。——□
Q40 想到很遠的地方去，過寧靜的生活。——□

以上的四十題問答中，你有幾個○呢？

三十個○以上的人，表示你目前正處於嚴重的過度疲勞中，應立即休養，並接受專科醫師的診治。

A、三十個以上……嚴重的過度疲勞

B、二十至二十九個……中度的過度疲勞

C、十至十九個……輕度的過度疲勞

D、五至九個……極輕微的疲勞

那麼在此試著為您詳細地分析各項問答的內容。

Q15、16、17、18的回答為○的人，表示你的心臟有異常狀況發生，因此，應立刻進行早期的精密檢查，多休養並接受治療。雖不致發生過勞死，然而，會有罹患心肌梗塞的可能，因此請立即停止吸煙。

以前曾罹患哮喘等呼吸系統方面疾病的人，即使現在已經治癒了，然而在Q20、21、22的回答為○的人，還是要多注意，因為你的呼吸系統有疲勞的狀況產生，因此，應立即接受檢查。

Q1至6及28、29、30之回答幾乎都是○的人，表示你會有發生腦出血、蜘蛛膜下出血之可能。表示你身體上各器官、組織已呈現相當疲勞的狀態。

其中Q2、4之回答為○的人，一定要接受專科醫師的診斷；並以血壓為主要檢查項目。表示你有可能已罹患了高血壓，如能立即接受高血壓的診治；才可降低致死的危險度。

接受高血壓治療後不幸死亡的人數已逐年減少

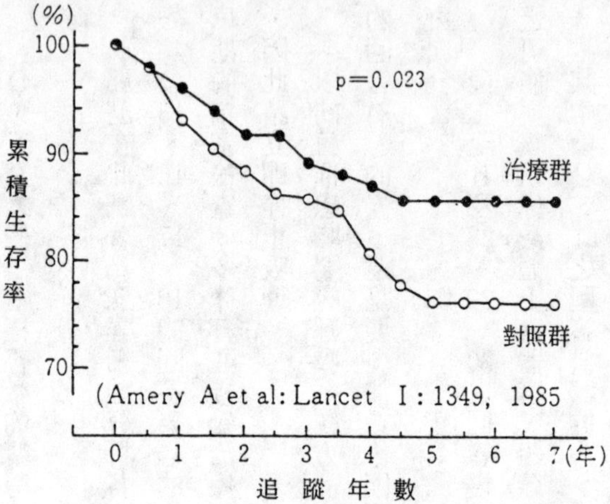

○在二十個至二十九個屬B級程度者，表示你過度疲勞的狀況並非很嚴重，應接受早期的檢查，並且要多休養。

Q31至40之回答有很多○的人，你所主要呈現出來的是在精神上有疲勞現象。即使在此些項目中○的數目並不多的人，也應特別注意。緊張壓力，將使你的精神無法負荷；有必要接受精神上的療養。

○之數目未滿二十個，屬C、D級程度的人，未必需要接受精密檢查或休養，可由個人自行決定。

Q31至40之回答多為○的人，可能太過緊張、精神上頗有壓力，如能與家人商量交談，應可找出解決之對策。應該找些自己有興趣的事情做做其他的活動；應儘量避免緊張壓力的累積。

Q15至19，在剛才也曾提過，與心臟有關。與身體是否過度疲勞無關；但有可能會引發狹心症及不整脈。有關這方面的精密檢查，可使用心電圖、負荷心電圖或是具有二十四小時長時間記錄之心電圖。請你務必要接受專門醫師之診治。

關於心臟方面的疾病，僅以一張黑白顯示之心電圖，根本無法瞧出端倪，因此，絕不可以一般的健康檢查來判斷。

接受一般性健康檢查，被告知一切正常；然而，在半年後卻正死於心肌梗塞的事件，時有所聞。

這是因為現行的一般性健康檢查，其主要之目的在於希望能早期發現胃癌，早期治療。這是以二～三十年前的社會情況為基礎，所施行的。之後，由於飲食生活的改變，儘管動脈硬化、狹心症、心肌梗塞等病例不斷增加；然而，以早期發現此些疾病為目的的檢查項目卻可說完全沒有。

而且，從各方面來看，精通消化系統疾病（胃腸）的醫師，到處都有。然而，精通心臟方面疾病的醫師卻十分有限。

狹心症及不整脈等疾病的患者；如能早期接受治療，大部份的人都可安心地過正常的生活；因此，早期的發現、治療及注意日常生活起居是很重要的。

◎可顯示出過度疲勞之檢查及異常

那麼，要預防過勞死發生的話，應該接受那些檢查，才是正確的呢？光以檢查的方式，是否就能夠判斷出過度疲勞狀態呢？

這是一個相當困難的問題，然而，透過某些檢查資料，發現出此人呈現過度疲勞的現象，此時，身為此專門醫師的我們必定會要求對方，不必治療，但須依指示，妥善地調養身心。我們是不會不經過檢查，光看症狀，就說：「是過度疲勞。」

那麼，能夠顯示為過度疲勞，又可預知危險的檢查有那些呢？

血液檢查

經由血液檢查，可瞭解各種疾病及其狀態；可診斷出肝臟、腎臟、貧血、營養狀況、或是否有其他毛病。

過度疲勞會引起食慾不振，一產生食慾不振，食量便會相對地減少。此時，如僅攝取自己喜好的食物，就成了所謂的偏食了。如此一來，身體便無法取得足夠的營養，會造成身體上的營養失衡；結果，會導致血液產生變化。

●電解質

由於食慾不振所造成的偏食，首先會造成血液中的鈉、鉀、氯、鎂等電解質的平衡遭受破壞。

特別是當鉀、鎂的含量偏低時，便會使身體遭受極大的困擾。心臟的跳動會變得紊亂，易發生不整脈。這是因為心臟變得容易興奮之故。

通常一般性的健康檢查，並不做鉀、鎂等的檢驗工作。但是在是否為過度疲勞的判定上及為瞭解治療後之情況，無論如何，這都是不可缺少的檢查。

一般而言，鉀含量偏低時易增加不整脈的發生率，然而，當鎂的含量偏低時，易發生情況最惡劣的不整脈。過度疲勞及緊張壓力重的人，易造成血液中鉀、鎂的含量降低，應多加注意。

而且，過度疲勞及緊張壓力會促使血液中稱為腎上腺素之賀爾蒙的分泌量增加，此種腎上腺素的增加，也易導致發生不整脈。

●貧　血

所謂貧血，是指血液中「血色成分」的紅血球及血紅蛋白的含量不足。即血液變得稀薄了。

食慾不振所導致的偏食行為，會使身體欠缺鐵分，形成缺鐵性的貧血。此重貧血雖與過勞死、猝死無直接的關係，然而，貧血卻會造成腳、手、腕等全身各處肌肉中的血液無法順暢，會變得非常容易疲勞。如此一來，便助長身體的過度疲勞。

特別是女性原本就容易發生貧血，因此須特別注意。過度疲勞所造成的偏食，會加重貧血的情況，造成不良後果。

●蛋白質

不注重營養，亂吃東西，有時會造成血液中的蛋白質含量偏低。然而，這也是過度疲勞時所顯示出來的一種異常情形。

這就是所謂的營養失調。蛋白質含量不足時，體力會減弱，而且傷口也較不容易癒合。

●肝　臟

長年的過度疲勞，會造成偏食，如再加上飲酒過量，易對肝臟造成嚴重損害。

在這方面的檢查包括有GOT、GPT、LDH、TTT、ZTT、γGTP、A1P等多項。其中以γGTP之檢查最能反應出肝臟損害情況，是不可少的一項檢查。

●腎上腺素

壓力過重、精神過於緊張，將會造成血液中，稱為腎上腺素的賀爾蒙之分泌量增加。腎上腺素的增加會導致血壓上升，心跳會加速，而且，也容易發生不整脈。

不整脈易導致猝死，而，高血壓則易引起腦出血。

因此，容易緊張、壓力沈重及過度疲勞之人最好也能夠接受此項檢查。

然而，很遺憾的是，血液中腎上腺素含量之多寡，並不能輕易地檢測出來，因此，通常也不會列入一般性的健康檢查項目中。

尿液檢查

●腎上腺素

和剛才的血液檢查項目中所談到的腎上腺素是相同的。然而，這種腎上腺素也會出現在尿液中。收集部份尿液，並檢測其中的腎上腺素之含量。此種方法，比從血液中去檢測腎上腺素的含量更為簡單容易。可利用此方法，來判斷是否壓力過重、精神過於緊張。

●尿　糖

尿糖之檢查較為簡單容易。

經過檢查，如明顯地顯示出含有尿糖，那麼也表示已罹患糖尿病的可能性很高。然而，即使患有糖尿病，也有尿液中不含尿糖的。

雖沒有因罹患糖尿病而死亡的病例，然而，糖尿病患者卻會帶有虛血性心臟病的危險因子。所謂虛血性心臟病即輸送養份至心臟的血管會變細或發生堵塞的一種疾病。

在歐美，佔糖尿病患者死因第一位的是心肌梗塞等心臟方面的疾病。約占全體的百分之五十。在東方的比率雖不及歐美高，然而，隨著飲食生活的西洋化，此種危險度已逐年的提高。

目前，被診斷為患有心臟病的人數雖不多，然而，被診斷為血糖偏高的人卻為數不少。在此些糖尿病患中，會有不少人的糖尿病，會在不知不覺中，轉變為動脈硬化、狹心症、心肌梗塞及腦梗塞。

實際上，因糖尿病之併發症而造成過勞死的病例相當多。如糖尿呈陽性反應的話，就有必要接受含動脈硬化之全身檢查。

●尿蛋白

尿蛋白的判定是很容易的。

此種蛋白的出現，並不會立即引發過勞死或猝死。但是出現尿蛋白即表示腎臟發炎或腎臟出了其他毛病。因此，當體能不佳時，絕不可過度勞累；因過度疲勞將導致壽命的縮短。

胸部檢查

●心電圖

一張心電圖便可判別清楚是狹心症、心肌梗塞、還是不整脈等病症。但是，如僅以一張電圖便可判別出屬何種病症，即表示已到了非常嚴重的地步了。

由輕度轉為中度的疾病，通常僅賴心電圖仍是無法明確辨別屬何種病症的為多。因此，在一張心電圖中有異常狀況產生，而且有過度疲勞的各種症狀出現，就應立即休養，並接受妥善的治療。若是仍舊繼續地忙碌工作，將有可能導致過勞死。

●長時間記錄之心電圖

如方才所敍述的，僅拍攝一張心電圖，若沒有發現異常狀況，仍不可因此而掉以輕心。而應該拍攝長時間記錄之心電圖。

隨身配帶著心電計，並和往日一般地生活、抽煙、運動，如此可觀察出心電圖之變化情形。

採行此種方式，如果抽煙時，心跳數由每分鐘六十次驟升至每分鐘九十次，就可認定此病症為狹心症。抽煙會使心臟的冠狀動脈收縮，易引發狹心症或是心肌梗塞。許多抽煙者都很清楚，但卻又不肯戒煙；如讓他們看看此種具有長時間記錄之心電圖所產生的變化，想必幾乎所有的人都會因此而戒煙吧！

其他，倘若不是由抽煙所引起的，而是因壓力煩重、精神過於緊張，而造成短期性的心臟異常變化，此現象則是不整脈。

依據長時間記錄之心電圖，可清楚判別此不整脈是屬於何種類型之不整脈？多久會出現一次？而運動時又會有何種變化？

在長時間記錄之心電圖中，如有不整脈、狹心症、徐脈，或是在心臟的某處，有不正常的偵測訊息等異常狀況出現時，應立即接受治療，並且要有妥善的休養。

●X光檢查

做胸部的X光檢查，便可看出心臟的大小。

心臟肥大的情形稱為心肥大，屬不良的狀態。如過於肥大，養份將無法充分地輸送至心臟各處，並會增加心臟的負荷。然而，心臟肥大到超過正常心臟的55%以上；則稱為心臟不全。心臟的收縮功能減低。在此狀況下，如令身體過於勞動，將使病情惡化，甚而導致死亡。如果，心臟僅是有些肥大（較正常心臟大，在50%以內），則無須過度地擔憂。但是在日常生活中應限制鹽份的攝取，並留意身體之變化。

在心臟疾病中，最嚴重的是不整脈、狹心症及心肌梗塞。如經由X光檢查中發現到心臟肥大，並無須因此而擔心，使自己變得緊張而不安。

除此之外，以X光檢查，也可檢查出肺炎、肺結核、肺氣腫及肺癌等疾病。然而，哮喘則無法經由X光檢查出其症狀之輕重為何？因此，應以其他方式來判斷。

相關用語 2

過勞死

因過度疲勞所導致的死亡。而其直接性的主因為心臟、腦血管及肺之負荷過重。而這些負荷乃因精神上、身體上之壓力及過度勞累所致。

冠狀動脈

輸送血液至心臟的血管。位於心臟最上方，共有三條，右一、左二。此血管如因動脈硬化而變細，將會引發狹心症，如完全阻塞不通，則會轉變為心肌梗塞。同時，此血管易因吸煙過量而急速變窄；並因此發病。

期外收縮

較規則性的心跳來得稍快些的心臟跳動。屬不整脈的一種。期外收縮可分為二種；一種是位於心臟上方的心房所產生的心房性期外收縮，而另一種則是位於心臟下方的心室所產生的心室性期外收縮。

心室性期外收縮為惡性的。如不斷地出現此類型的期外收縮，將會引發所謂的心室纖細顫動，此為最危險之不整脈，往往會導致死亡。原因不詳，然而死亡時，多因出現此種不整脈所致。

狹心症

乃因輸送血液至心臟之血管變為狹窄，所引發的疾病。然而多發生在下列的情況中；如：激烈運動、出賣勞力的工作、或長時期地暴露在寒風中、或者是在飯後。並且也有因精神上過度緊張所引起的。狹心症如持續惡化，將會轉變為心肌梗塞。

並且會因過度勞累而更加地惡化，使得病狀更為嚴重。已患有狹心症的人，如在日常生活中多加注意身體狀況，並且遵照指示服用藥物，便能有效地控制病情。因此早期的診斷是有其必要的。如發覺有呼吸困難、不順暢，或是胸部壓迫感、疼痛等症狀，就應立即做診斷，並接受治療。

第三章　過度緊張或精神壓力過重將導致過勞死

——過勞所主要侵襲的臟器為腦及心臟

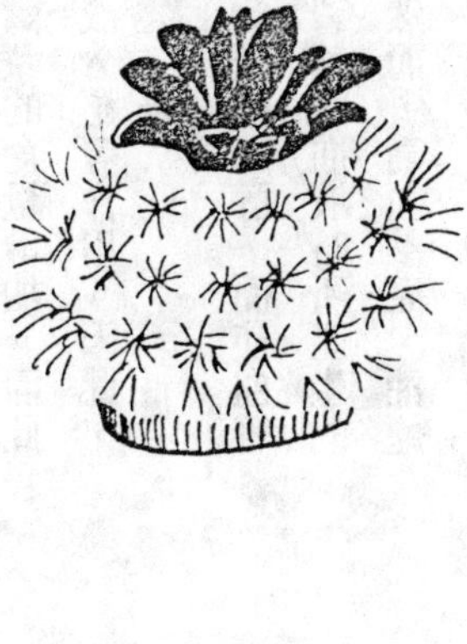

◎過勞死之結構

在此，我們所要談論的是過勞死五個具體的類型。前面我們所探討的是緊張壓力、腎上腺素、脂肪與過勞死之關係。

幾乎所有過勞死的病例，都是因心臟疾病或是腦出血而導致死亡。而心臟的疾病或是腦出血卻和緊張壓力、脂肪有著很大的關係存在。

如生活忙碌，壓力過重將會促使血液中，稱為腎上腺素的此種賀爾蒙的含量增加。而此種腎上腺素具有收縮血管，使血壓上升、心跳加快、發汗及抑制消化液分泌等作用。因此，如生活緊張、壓力過重將會促使血管變細、血壓上升、心跳加快。

如攝取過多的動物性脂肪（高膽固醇），在血管的內側便會囤積此類膽固醇，而使血管變窄，最後便會使得血管阻塞不通。然而，原本血管壁就不斷地承受著輸送血液時所產生的壓力。而且隨著年齡的增長，在血管壁上都會囤積著些許的膽固醇。然而，高血壓症、抽煙、精神上的緊張壓力等，都會使血管受到刺激，而膽固醇的含量也越來越多。

更嚴重的是，過多的緊張壓力，會使血管變得更加脆弱，而容易導致出血的情況產生。換言之，過勞死是因過多的壓力、緊張及腎上腺素的分泌、膽固醇過高之綜合性的相互影響所引發的。

而且，過度勞累所引起的食慾不振會導致偏食，而使得體內之電解質失去平衡；也會擾亂了心肌細胞間電氣訊息之交換。

脆弱的血管、變狹窄的血管、高血壓，進而疲憊已極的心臟也會死亡；然而，這一點也不會令人感到訝異。衰弱的身體，會令你更覺疲勞，也會使你多一份壓力。因此，你應該要斷絕此種惡性循環。

那麼，所謂的過勞死、猝死實際上是在何種狀況下發生的呢？直接的死亡原因可分為下列五大類：

●心肌梗塞

●不整脈

●腦出血、蜘蛛膜下出血

●呼吸不全

●其他

所謂過勞死之過勞即工作量過多，或是精神過於緊張，壓力過重，如此不斷地累積，便令自己過度疲勞，甚至於會死亡。然而，猝死是突然出現異常症狀，很快地便死亡了。有時是因為疲勞過度，但是，有些並非因過度疲勞所致。在非因過度疲勞所引起之猝死病例中，有些是正在運動中的小孩，也會突然地發病死亡。

■心肌梗塞■

心肌梗塞乃因輸送血液至心臟之血管（有三條）；即冠狀動脈，因某些原因而閉塞不通所引發之疾病。由閉塞的部位起，血液便無法繼續往前流通了。

心肌梗塞可分為下列兩種類型。

①主要是因為冠狀動脈硬化，或是動脈管道變窄（如：塊狀的脂肪附著在血管壁上）、不久血液便完全無法流通，而造成心肌梗塞。

②在某一時期，冠狀動脈發生痙攣的現象，導致血管的閉塞不通，使得血液無法流通。在此二類的心肌梗塞，多因動脈硬化所引起。然而動脈硬化所造成的心肌梗塞，多發生

心臟和冠狀動脈

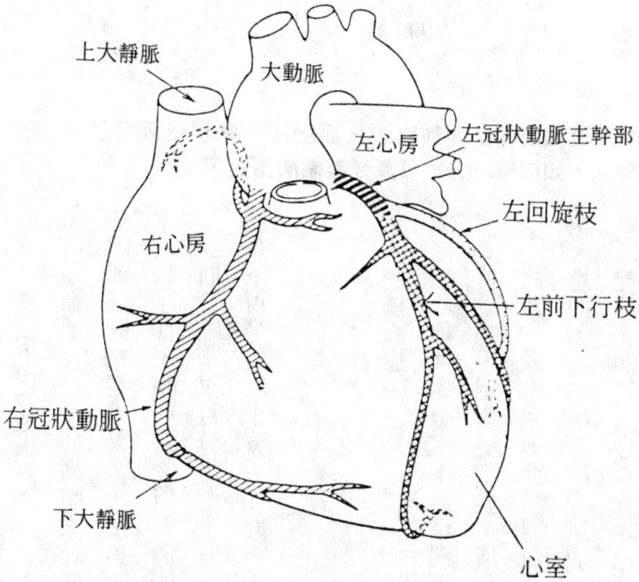

冠狀動脈的動脈硬化

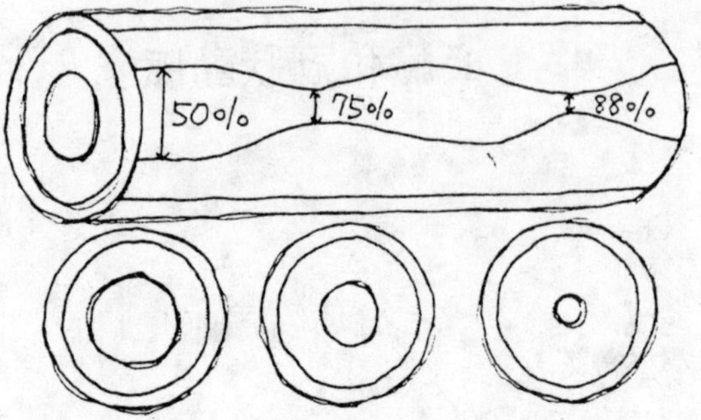

冠狀動脈之內腔因動脈硬化而變窄，呈現出縮窄了75%的病況，如縮窄88%，可算是非常嚴重的了。

於六十歲以上之老年人。

動脈硬化是由於高膽固醇症、糖尿病、高血壓、抽煙或是因為精神緊張、壓力等，使得在血管的內壁上囤積了如脂肪般之物質（膽固醇）所造成的。

血管縮窄了百分之七十五，那麼能流通的血液便僅剩下百分之二十五，如此一來，便容易罹患狹心症。

〔狹心症〕

狹心症通常會在下列情況下發作。如：爬長的階梯、持重物、受寒風吹襲，或是受到突來的驚嚇。

此時，通常脈搏會變得快速。但是心跳並沒有變快。然而，心臟所需的大量血液（氧氣），卻因冠狀動脈變窄，而無法獲得充足血液，使得心臟（胸部）

發生疼痛。這就是所謂的狹心症。

狹心症發作時，在胸部正中央稍偏左側處，會有疼痛的感覺，有時連胸部的上方，甚至於腹部都會感到疼痛。

而疼痛的範圍多如拳頭般大小的區域。若疼痛的範圍僅有指頭般的狹小，則多屬於神經痛，而非狹心症。

狹心症發作時的疼痛感覺，有下列多種，例如：會產生壓迫感、束縛感、受壓擠感，還有如刺般的感覺及不愉快的感覺等。

狹心症所引起之疼痛？神經痛？肋骨疼痛？還是其他因素所造成的疼痛？要判斷清楚是很困難的。有時甚至連醫生也會發生誤診。因此，不可聽信外行人的隨意揣測，應該切實地接受循環系統專門醫師的診斷才是。

狹心症發作時，如能立即獲得適度的休息，將能使疼痛減輕、或者消失。此時，如將硝化甘油之藥片放入舌下，也可使疼痛迅速地消失。

然而，如果是心肌梗塞所引起的疼痛，那麼，即使使用硝化甘油，也無法止痛。反而會更形惡化。每隔五分鐘使用一錠硝化甘油，如此連續使用三錠，如仍無法減輕疼痛，那麼就

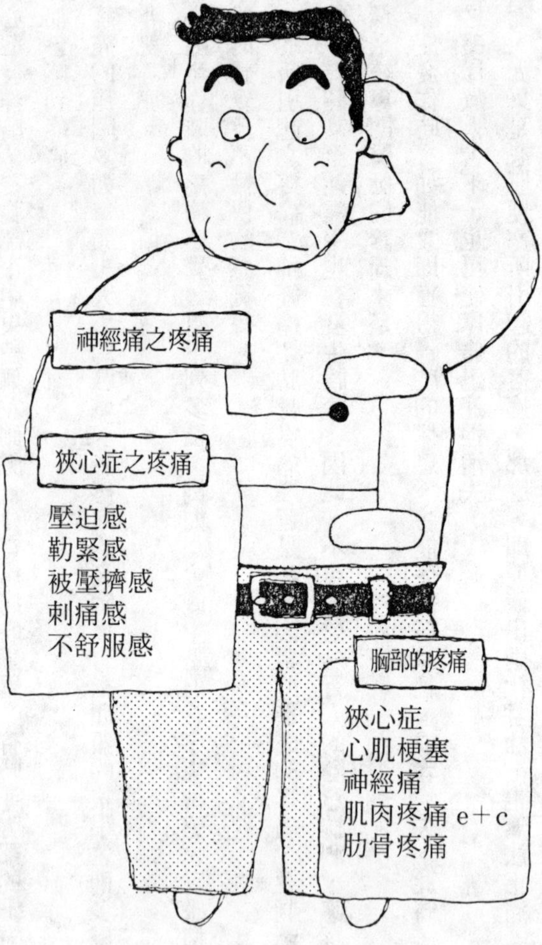
神經痛之疼痛
狹心症之疼痛
壓迫感
勒緊感
被壓擠感
刺痛感
不舒服感
胸部的疼痛
狹心症
心肌梗塞
神經痛
肌肉疼痛 e+c
肋骨疼痛

很有可能是心肌梗塞了，此時，應立即前往大醫院就診。

以上所做的說明為動脈硬化所引起的心肌梗塞。另一類型之心肌梗塞則是由於冠狀動脈在短時間內發生痙攣所致，此為第二類型，與第一類型相比較，則可看出第二類型心肌梗塞之患者的年齡，多半較年輕，多為四十幾歲及五十多歲之人。而吸煙過量則為患病主因。

將鋇等物質注入因痙攣所引起的心肌梗塞患者的冠狀動脈中，再用X光拍攝出血管的情形，如此反覆多次，幾乎所有患者的冠狀動脈都很乾淨。而且並沒有發現有人任何變窄或是有動脈硬化的部位發生。由此可知，導致罹患此種心肌梗塞與血管本身無關，而是由於精神壓力、抽煙及過度疲勞致使血液中的腎上腺素昇高所致。

嚴重的過度疲勞，將會導致血液中的腎上腺素上升，而變得焦躁不安。抽煙過量，血管會變得敏感，易發生痙攣也易因此引發心肌梗塞。

於是，血液無法通過的肌肉會變得不安定，也易產生不整脈。其結果將變為如下敍述一般，「過度疲勞→心肌梗塞→不整脈→死亡。」

在第一章所介紹的C先生即屬此例。

並非所有心肌梗塞發作的患者都會死亡，但是因過於疲勞所引發的心肌梗塞與血液中的低鉀和高腎上腺素等有絕對的關連性。而心肌梗塞易引發最為致命的不整脈，即所謂的心室纖細顫動，這是極危險的。

■不整脈■

正常的脈搏是依一定的節奏跳動著，但是，所謂的不整脈其節奏就如字面敍述一般，是不規則的脈搏。不整脈之心跳會較正常的規則性心跳來得快；因此，如發生不整脈時則難以感覺到脈搏的跳動；感覺上好像欠缺脈搏一般。

心臟可分為兩大部份；一為位於上方的「心房」及位於下方的「心室」。由心房所產生的不整脈稱為心房性期外收縮。由心室所產生的則稱為心室性期外收縮。尤以心室性期外收縮對人體會產生不良的影響。在人體偶爾會出現心房性期外收縮，因此，倘若其出現並非很頻繁的話，則無須擔心。

但是，一個健康的人通常不會出現心室性期外收縮，因此，如出現了此種心室性期外收縮時，就應特別注意，對於心臟應徹底地檢查一番才是。

心電圖

A 正常的頻率

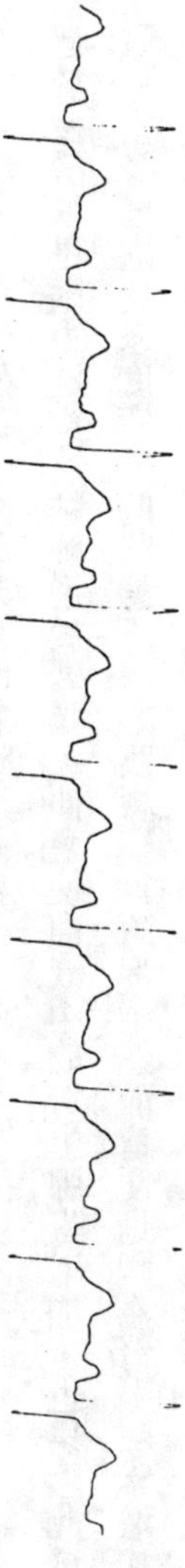

B 期外收縮（幅度較寬廣處）、嚴重的心室性期外收縮

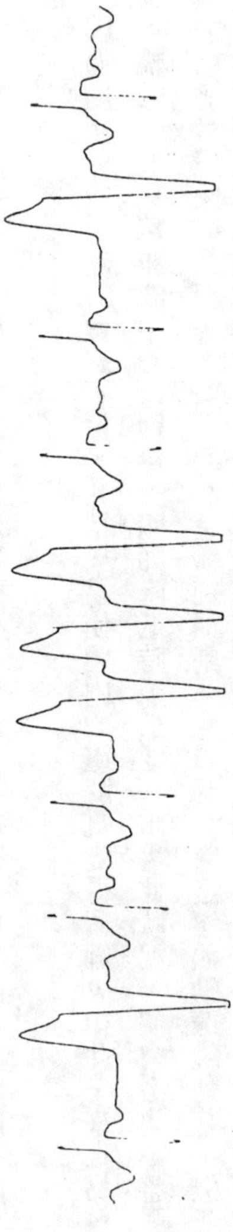

心室性期外收縮及心房性期外收縮之判斷，必須依靠心電圖才可，因此，應該尋求專門醫師的診斷。

因過度疲勞所引起的食慾不振，其結果易使體內的電解質變得紊亂，如此一來也易導致發生不整脈。尤其當血液中的含鉀量，明顯降低時，祇要一出現此狀況，便會發生不整脈，甚至於引發最危險的狀況，即所謂的心室纖細顫動。此時的心臟是邊顫動邊跳動著，但並非處於正常狀態。因此祇要發生心室纖細顫動，便會立即死亡。

在第一章中所介紹的P先生即屬此病例。

在一瞬間便會導致死亡，因此非常地危險。

過於疲勞或是壓力過重、精神過於緊張，便會使血液中的腎上腺素增加，也易因此發生不整脈。當身體處於過度疲勞的狀態下，心跳會變得急促，然而這便是因為腎上腺素增加所致。

有時甚至於會因為腎上腺素的增加，而使得心臟的血管，急速地窄縮。

有時脈搏遲緩，有時心跳急促；但是這些情況在臨床實驗上，當身體平躺時所拍攝的心電圖，並無法發現出有任何的異常狀況，這是由於偶爾所拍攝的心電圖無法拍攝到不整脈。

長時間記錄之心電圖

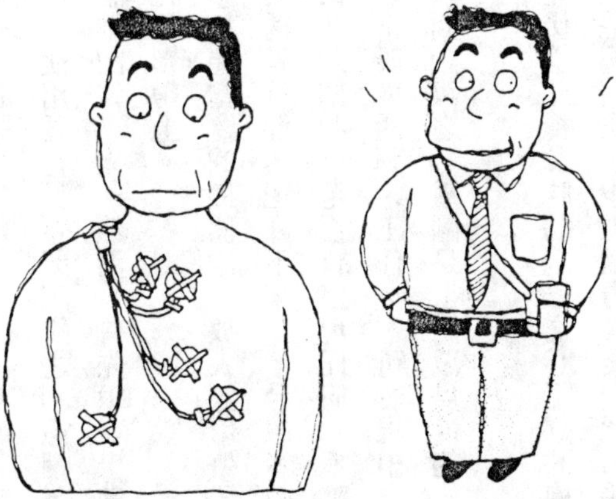

長時間記錄之心電圖所顯示出的心電圖反應

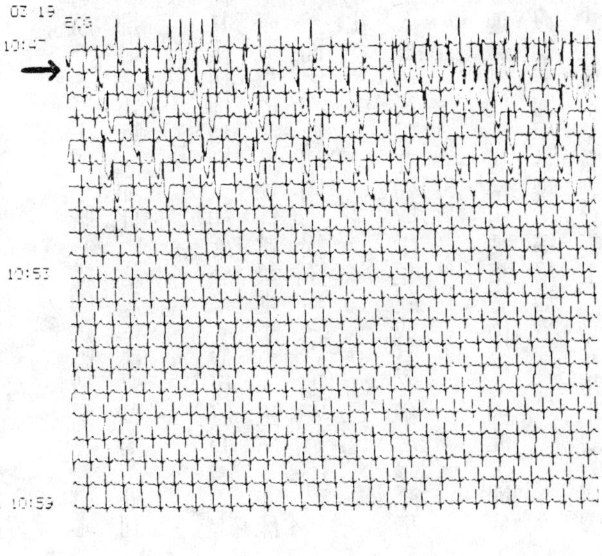

但是，如仍照往常一般地活動、工作，就容易發生不整脈，因此，應當觀察日常生活中長時間記錄的心電圖才是。

因此，使用具有長時間記錄之心電圖，便可將一天二十四小時心臟的跳動情況，經由心電圖完整地記錄下來。然而，首先須在患者的胸部貼上電極，如此，心臟的跳動情形，便可被記錄在錄影帶上。

在小如便當盒的機器中，放人錄影帶，並使其緩緩地轉動，如此一來，便可將心臟二十四小時的活動狀況，記錄下來了。令患者隨身攜帶此機器，並如往常般地工作、生活，並仔細地觀察在此期間，是否有出現任何的不整脈。然而，在此期間，絕不可一直地安靜不動，必須如往常般地活動、工作，才可發現出有何變化。

長時間記錄之心電圖是很簡單易懂的，因此，此項設備在醫院中也就成為必備之診斷儀器了。

如能接受此種長時間記錄之心電圖的檢查，連微細的毛病都可被察覺出來。因此，即使僅是細微毛病之人，也應勸導其接受此項檢查。以期能即早發現，即早治療。

此項檢查對於因過度疲勞所引起的心臟異常變化或不整脈之診斷上，是非常重要的。因此，在醫院中『為了預防過勞死、猝死所必須特別施行的健康檢查』，而且，所有此類型病患皆須檢測，以期能事先地防止因不整脈所引起之過勞死。

此項檢查雖不列入一般的健康檢查項目中，但仍希望有更多的人能明瞭此項檢查之重要性。

剛才所談論的是心室性期外收縮，如常常出現此種心室性的期外收縮，並還不會有立即死亡的危險。但是，如持續地發作，或是心電圖上的波型出現各種不同的異常收縮，就應趕緊地接受治療。因為，此種持續性的心室性的期外收縮易惡化為心室纖細顫動，然而，這便是情況最惡劣的不整脈。

心室性期外收縮產生的話，心臟仍可將血液輸送出去，若為心室纖細顫動的話，血液便無法暢流身體各處，而且，僅三、四秒鐘，便會喪失意識，而且血壓也會降低至無法測得的程度，於是會突然地暈倒。此時，對於暈厥的病人如不能立即施予心臟按摩、人工呼吸的話，便無法救回，這便是因不整脈所引發的猝死。

然而，事後不論用何種方法去調查，也無法察覺到任何線索，因此死因的判定是非常困難的。但是，可瞭解的是，突然暴斃的人，大多是發生此種不整脈所致。而一般所謂的心臟痲痺即屬此種狀況。

急性心肌梗塞也易發生此種不整脈。

心肌梗塞易導致心臟的收縮功能喪失，造成死亡(即所謂的心臟不全)。而且，幾乎所有的猝死病例，都是因心肌梗塞後的不整脈所造成的。

疲勞過度，將會導致血液中的鉀含量降低，如此一來便會擾亂了心臟中的體內電氣，引發心肌梗塞，進而產生不整脈。

在草莓、香蕉、柑橘類、馬鈴薯中含有多量的鉀，因此應積極地攝取此類食物。如嫌痲煩的人也可以飲用橘子汁來替代。

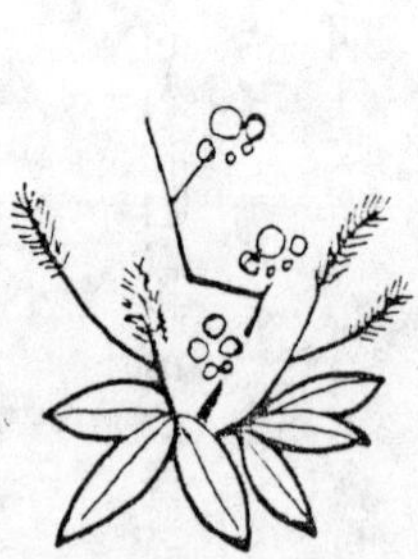

情況最為惡劣的不整脈：心室纖細顫動

可看出粗的纖細顫動波與細的纖細顫動波之相互交錯

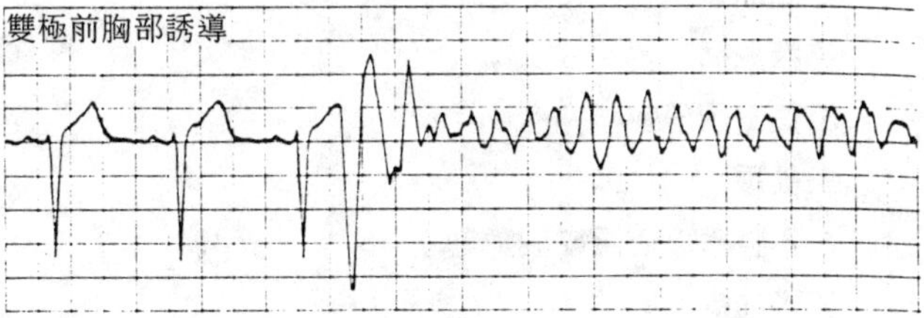

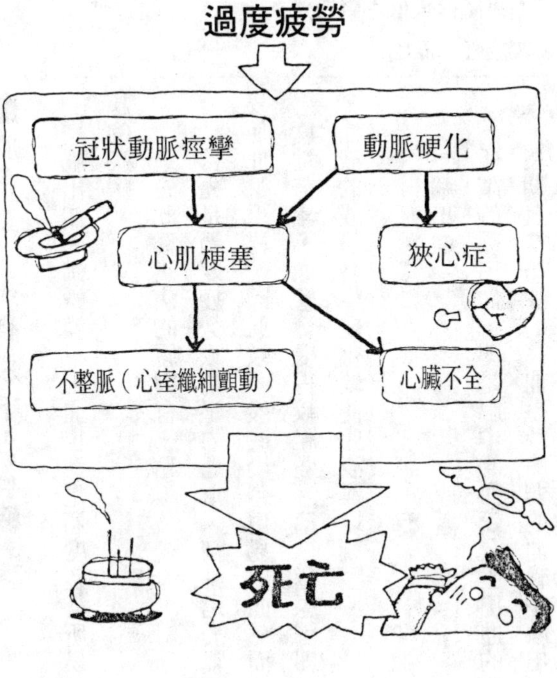

易導致腦出血之因素

1. 60歲以上
2. 高血壓
3. 糖尿病
4. 高膽固醇症
5. 抽煙
6. 不整脈（心房纖細顫動）
7. 多血症
8. 血小板凝集能的上昇
9. 血壓降得太低（降壓劑）
10. 家族性的原因

■腦出血、蜘蛛膜下出血■

腦出血、蜘蛛膜下出血也都是過度疲勞所易引起的疾病。

造成此種疾病的原因有三點：

首先是過度疲勞或是壓力過重、精神過於緊張易使血壓上昇，因此較一般的場合更易出血。而且過度地勞累，血管會變得較脆弱。第三個原因即是，血液的成份發生變化致使血液難以凝固。

〔腦出血〕

所謂的腦出血，即是腦中的血管發生出血的情況。長期且持續性的高血壓及脆弱的血管是腦出血的主要原因。

突然無法靈活地說話、手腳痲痺、使不出力氣；稍後便連手腳都無法活動了。

左腦及右腦都散佈著許多的血管；因此會有左腦或是右腦單方面出血的情形產生；此時身體的左半部或右半部便會出現行動不良的狀況。

如持續地出血不止，並擴散開來，那麼，維持生命的重要機能便難以發揮。呼吸停止，也會導致死亡。

〔蜘蛛膜下出血〕

此種出血與一般的腦出血有所不同；在此所指的是包圍在腦的周圍的蜘蛛膜下方（蜘蛛膜和腦間）之出血。

主要原因是血管原本就較脆弱，再加上精神壓力或疲勞過度，便會導致出血的情形產生。最初的症狀是突如其來的劇烈頭痛。這種疼痛是市面上所銷售的頭痛藥或是其他止痛藥所無法止住、治療的。

此時，如服用含阿斯匹靈之止痛藥，衹會產生更大的害處；因為阿斯匹靈會使血液難以凝固，會使出血的情況更形惡化。

而且並不會出現腦出血時左右手腳無力的症狀。頭疼為最主要之症狀。只要懷疑是蜘蛛膜下出血時，就應立即地做腦部的斷層攝影，用X光攝影將腦的內部切成圓片，因此也稱做CT攝影。

蜘蛛膜下出血時，大都須要接受手術的治療，而且經由手術的治療，此類病患多能獲得治癒的機會。因此一經診斷為蜘蛛膜下出血，就應立即送往腦外科醫師處，並立即施予手術才是。

適才所敍述的疾病，皆是勞累過度及壓力負荷過重之人所易罹患的疾病，因此須特別地注意。

■呼吸不全■

所謂的呼吸不全即無法正常地呼吸。

心臟的收縮能力降低時（心臟不全）血液便會在肺部凝結，造成呼吸困難，導致死亡。有時會因支氣管哮喘等使支氣管急速地縮小，以至於無法呼吸導致死亡。

一般而言，鮮少有人因心臟不全而突然地死亡（症狀出現後的六個小時內）。多半是因為產生嚴重的哮喘而暴斃的。第一章中的Q先生即屬此病例。

因哮喘發作而暴斃的病例；在一般的生活狀態下是鮮少發生的。但是如果加上過度疲勞；那麼，呼吸時肌肉和橫隔膜須用力氣，一旦喪失此力氣，便會引起過勞死。

但是，即使罹患哮喘，也無須看得太過嚴重。即使是哮喘如能接受妥善的治療，對日常生活並不會有什麼阻礙；但是，如要長久性地持續某種對自己而言算是勉強的工作或事物時，便會有不良的影響，因此應與你的主治醫師詳談。

以上的病因被認為是造成過勞死、猝死的直接死因。但是，除此之外，仍存在著其他少數的原因。

例如，有少數的人是因為胃潰瘍，導致大量出血而死亡的。但是與剛才所敍述的原因相比較的話，算是少之又少的。

兒童在運動時突然暴斃，諸如此類記事在報章雜誌中常會看到。這些主要是因為不整脈所引起的，然而，有部份的例子卻是因為心臟不全所導致的。

相關用語3

緊張性的頭部肌肉疼痛

由於精神壓力或過度疲勞，使得頭部的肌肉異常地緊張起來，所導致的頭痛。頭痛是顯示過度勞累的警告訊號之一，因此，對於頭痛的症狀應多加注意。

蜘蛛膜下出血

腦和蜘蛛膜間的出血，稱為蜘蛛膜下出血。此種疾病多發生在血管較脆弱的人身上。然而也易因疲勞過度或是壓力過重而發病。只要一出血便會突然地產生劇烈的頭痛，甚至疼痛的令人難以忍受。

症狀較輕對性命並不會有影響，但嚴重的話則會導致死亡。此種出血多發生於中年人身上。病發後，應立即住進有腦外科之醫院。

高血壓

即所謂的血壓高。一般人之血壓多在九十～一百六十之間，但是四十歲以上的人，即使只有一百五十也就算是高血壓了。

高血壓會促進動脈的硬化，使得動脈變得脆弱，而易發生腦出血。只要腦部一大量出血便會造成死亡。壓力過重或是過於疲勞都會造成高血壓，對於身體會產生極為不良的影響，因此，血壓稍微偏高的人，應儘量避免壓力的累積，不可讓自己過度勞累。因為這些都是造成過勞死的重要因素。

心肌梗塞

即心臟之冠狀動脈發生堵塞，致使血液無法往前流通，導致組織壞死。發作時，胸部會感到劇烈的疼痛、冒冷汗，有死亡之虞。此種疼痛較狹心症更厲害，即使安靜下來，也無法止痛。心肌梗塞易引發不整脈，甚至有些人因而暴斃。

在壓力負荷過重或過度疲勞時，易引發此疾病，是導致過勞死的重要因素之一。

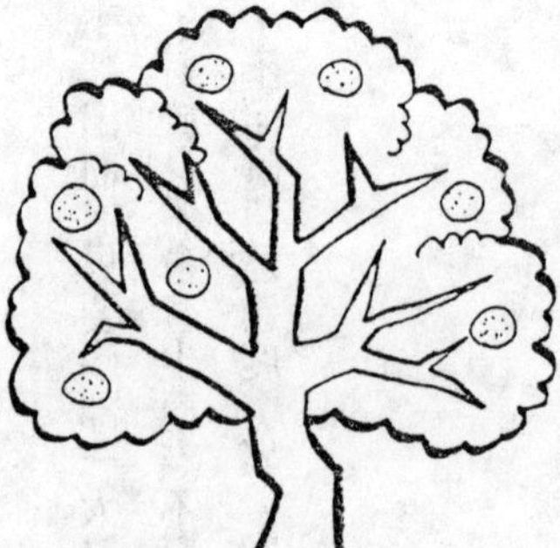

第四章　危險的工作及工作量

——明知工作過度仍不肯休息

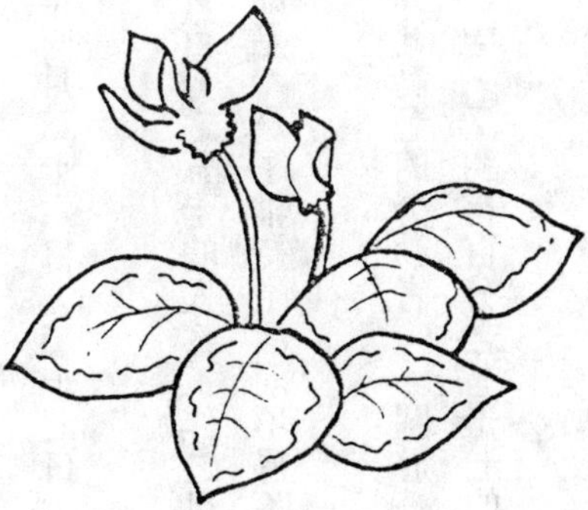

◎難以減輕的過度疲勞

據說，僅東京的丸內市，每年就約有五十人死於過勞死或猝死。那麼就整個日本而言，到底又有多少人是死於這些疾病的呢？

既然如此，那麼我們為何還要如此的勞碌呢？

首先我們來參考，並思考看看讀賣新聞在西元一九九一年一月二十六日、二十七日，就日本人的勤勞觀，所做的通訊調查整理。

根據此調查結果，可得知多數的人都較重視生活，而約有百分之五十的人其工作之目的是「為了過更富足的生活」，但仍有約占百分之四十七的人卻是「為了維持生活而不得不如此工作」。

同時，仍有百分之五十五・四的人認為「今後仍會持續如此勤勉的勞動者」。關於勞動的目的及理由之回答為「為了出人頭地」的人們，在這些人之中，又約有百分之七十七的人回答說：今後仍會持續不斷地勤勉的勞動著。

對於自己本身的工作時間，認為「稍長」的人約占百分之四十二；而認為適當的人約有百分之四十七。

關於勞動時間過長：但是，在日本的勞動時間仍是遲遲未能縮減的原因，其回答則依所占百分比之多寡依序列舉如下：因工作過多（50％）；如不加班的話，則收入勢必減少（44％）；因顧慮到上司、同事或部屬（25％）；因公司的經營者不願縮短加班以外之固定的勞動時間（25％）。

所得到相同答案最多的是「因為工作量過多」；而如此回答的人數每年約增加百分之七。

儘管調查結果如此，對於想休息但卻無法獲得休息的現況，人們也僅能慢慢地去感受而已。但是，在另一方面，「想要停止過度勞動」的這些人們，卻已有逐年增加的趨勢。

根據調查結果所顯示出來的資料，可看出過度勞動的情況仍是相當的嚴重，要想減低過勞死的發生，仍須花費一段相當長的時間。

另一項，可供我們做為參考的資料是，日本生命保險文化中心在西元一九九〇年所發表的意見，調查其結果被認為要減少勞動過度，是相當困難的。

認為提高薪資所得較縮短工時更重要的人數占五六・四％
認為縮短工時較提高薪資所得更重要的人數占四三・三％

也就是說：認為即使是長時間地勞動，只要能獲得更多的薪資便無所謂了的勞動者占大多數。由此可知，大多數的人都是勉強自己而勤勉地勞動著。

根據此項調查，可得知平均每日實際的勞動時數（包含加班）如下：

男性　九・五小時
女性　八・二小時
全體　九・三小時

而且，工作時間長達十一小時以上的人數更多達百分之十二・九，由此，更顯示出了長時間勞動的實態。

實際勞動時數為九・五小時；如把中午一小時的休息時間算進去的話；那麼他的上班時間則是從早上八點至下午六點半。而工作時數長達十一小時的人，則是每日從早上八點工作至下午八點了。

若說上下班所各需花費的通勤時間為一個半小時的話，那麼一天工作九・五小時的人，則每日清晨六點半就得出門，然而要到了晚上八點才可回到家。如果上下班所各需花費的通勤時間為一個半小時的人，如再加班，使得一天的工作時間長達十一小時的話；那麼就是每日清晨六時半就得出門，但是卻得到了九點半才可回到家。然而這些人平均一百人中卻約有十三人要到了九點半以後才可回到家。

每日都要持續地工作，因此，身體便會感覺相當的疲勞。

僅東京及關東一帶，便有許多人長時間地在工作、勞動著。然而，卻仍有為數不少的人認為；只要薪資能再調昇，工作時間再加長些也是值得的。

但是，另一方面，有些人並不是想要獲取更高的薪資，而是如果不如此長時間工作的話，工作便無法如期完成，因此不得不工作至深夜了。然而，如此卻造成了精神壓力和工作負荷的不斷累積。如果自己仍不知要更加維護自己的健康，卻仍不斷地疲勞工作，便易導致過勞死了。

如從事國際貿易或是服務於與國外有往來之金融機構的人，有時更須依照外國的狀況，不分晝夜地工作著，因此，身體上便會產生極大的負擔。例如：電視播報、無線電廣播或是報業相關人員等，皆須不分晝夜地從事播報或製作的工作。而且，如二十四小時便利商店等性質的事業，近年來又不斷地增加，也因此擴展了過勞死的範圍了。

人們到了一定的時間，應就寢休息。如不分晝夜地工作，將對身體產生重大的不良影響。

在此，我們將試著來探討，對公司所產生的不滿與過勞死有何相關性存在。在前面所做的意見調查中：有一單元為對公司不滿事項之調查，以下是我們所獲得的六種答案。

●「不滿現在的薪資標準」　五〇％
●「不滿退休金、企業的養老金之給付標準」　四〇％
●「不滿工作形態、勞動時間」　三一％
●「不滿休閒、休假日數」　二八％
●「不滿公司宿舍或是住宅津貼」　二七％
●「不滿工作環境中的人際關係」　二三％

由此可知，希望調昇薪資的人仍多於希望增加休假日的人。

因此，此種長時間工作的社會形態，是相當難以轉變的。所以在社會整體之勞動狀態未獲改善之前，雖要繼續地工作，但仍要不忘自我的健康檢查，如此才是防止過勞死、猝死之最佳對策。

此項調查是在日本首都圈、京都、大阪、神戶以外之全國政令指定都市中所做的調查。並以擁有三十名以上從業人員之民間企業為對象；而且以服務於這些團體中二十歲以上、五十九歲以下之人為主，共計二千十三人（男性有一千七百三十九人、女性有二百七十四人）。是以意見徵詢方式來舉行的。因此，能相當準確的掌握並顯示出大都市中之勞動者的想法。並不會產生太大的偏差。

在此種希望薪資提昇的人，多於縮短工時的人之社會環境中，自己絕不會說出不可工作過量。因此，在此種現況中，當身體過度疲勞時，應多加注意，然而最重要的就是，不可持續地在此種惡劣的工作條件下工作。

每年，應接受一、二次的預防過勞死之身體健康檢查。然而，為避免壓力的累積、精神過於緊張，也應與能紓解精神壓力的有關人員多溝通、詳談；並且定期休息，如此才能使心情舒暢、愉快。

在日常生活中如不知自我調適，又忽視健康檢查或治療的話，易導致過勞死。相反地，如平日便能多加小心注意自己的健康狀況，便無須擔心了。

◎導致過勞死之工作量、加班量

如方才所敍述的，希望縮減工時的人，現在雖仍算是少數派；然而，此種呼聲卻有逐年昇高之趨勢。

但是，有些情況，工作的內容太過複雜；以致於無法聘請按時計酬的人員來分攤工作，也因此須要常加班。

而且，像電腦操作等特殊的工作，也是難以請他人代勞的。

例如：負責操作有關和某銀行往來的電腦之女性員工，雖不幸罹患了會導致過勞死的疾病，她雖然想變換工作性質，但卻沒有辦法如願，並且無法如願地獲得適當的休養。因為如變換工作，將使自己面臨新的壓力，而休養時所累積的工作量，也僅會增加自己日後的加班量。

然而，在週休二日的工作環境中，即使星期六、星期日得以休息，但是平日卻過份地操勞、忙碌著，從星期一至星期五，每日皆須擔負著過量工作的人更是為數不少。

在休假日仍繼續工作，好幾個月不休息，而導致過勞死的人也不算少數。

現今的日本，稍微忙碌之人的加班時數每月平均達一百四十六小時。這期間也包含了星期日的加班時數。如果星期日休息，而以每個月平均工作二十五日來算的話，那麼每日之加班時數即高達六小時了。

在第一章中所介紹的五個人，其平均每月之加班時數如下：C先生一百六十小時；F先生一百八十小時；J先生二百小時；P先生一百八十小時；Q先生一百六十小時。

在電視廣告中，有句話是：「你能二十四小時不斷地工作嗎？」這以醫學的觀點來看是非常危險的；更是導致過勞死的主因。

與其他國家相比較，以一般的勞動時間來看的話，在美國每年約一千四百小時，在德國也是年約一千四百小時，然而在日本的勞動時間，一年約高達二千二百小時（平均每月達一百八十三小時）。由此可知，日本人是如何地勞動過度了。

稍微忙碌的人，其每月之平均工作時數為一百四十六小時，由此可看出，每月平均工作時數高達一百八十三小時的人是多麼地忙碌！同時，也可知道對身體會產生多麼不良的影響。

由一般上班族的人看來，都會覺得「那個人勞動過度」，而像這樣的人是如何辛勤忙碌地工作呢？想必連專科醫生都會嚇一跳吧！然而，像這樣長時間的加班情況，更是持續多年了，無怪乎過勞死的病例會逐年地增加。

企業間的競爭越來越激烈，伴隨而來的加班也就越來越多，因此過度疲勞的現象也越來越嚴重。

然而，怎樣的加班才算是危險的呢？

每月之加班時數如超過二百小時的話，就算是非常危險了。也就是說：平均每個月約有三個星期日都各加班了八個小時，而平均每日之加班時數又高達七小時，如此綜合計算起來便約長達二百小時了。

如此持續加班數月的人就應當特別小心了。如此拚命工作的人，若感覺到身體上有異常變化，也是理所當然的。然而，如果無法自行查覺到身體上有何異常變化的人，更應勸導其接受「預防過勞死、猝死之特別的健康檢查」。

同時，每月平均加班時數約為一百六十小時的人，也應考量其工作性質及通勤時間，如此一來，就有更多的人，也應多加注意自己的健康狀況了。一旦有任何的狀況發生，就應接受此種特別的健康檢查。

◎易導致過勞死的工作

最易導致過勞死的工作是，精神上壓力負擔重的工作，及身體上必須不斷地勞動、易耗費體力的工作。

過度地勞動身體時，體內便會累積乳酸等易造成疲勞的物質，然而一般而言，當日如能獲得充足的睡眠，或是充分的休養身體的話，便能消除疲勞，恢復正常體能。但是，每日如仍以晚歸等理由，致使身體未能獲得充分地休養；那麼，此種易導致身體疲勞的物質，便會迅速地累積起來。

例如，在工廠等從事需要耗費體力的工作，如果本身又是工廠負責人的話，就更易導致疲勞的累積了。

因為自己不但要監督周遭工作人員的作業情況，還必須負擔自己的工作。倘若工作無法在限期內完成，又非得加班不可。而且，為了達到上司的各種要求，就不得不多花些心思。其他方面，仍有各種問題產生，並須解決；因此易導致精神緊張，壓力負荷過重。有時星期假日仍無法休息，如果你在第二章的性格測驗中，得分超過八分以上的話，即表示你的體能是處在疲憊至極的狀態中，如此一來，也就大大地提昇了過勞死的危險性了。

身體上的疲勞不斷地增加，而此種過度疲勞所引起的食慾不振，易使血液中的電解質失去平衡；同時，由於精神緊張易造成腎上腺素的分泌量增多；因此易導致不整脈的發作。

上班時間，須在外奔忙數小時的人，如身體過度疲勞、或是精神過於緊張，也易引發此類疾病。

這是引述自某位營業人員的談話，他本身即是因走路時間過長；而導致腳部、腰部的肌肉過度疲勞。

這位營業員和客戶接觸，解說商品的特性；並要不斷地觀察對方的反應，且要不斷地推銷自己商品的優點。生意因而談成功的話，便可增加自己的業績。因此在自己的心裡便戰戰兢兢地思索著；對方是否願意購買我的商品呢？自己是否有令對方留下良好的印象呢？如此一來，便促使血液中的腎上腺素增加，此時心跳便愈加地急促，然而這就是醫學上所稱的發作性頻脈，亦屬不整脈一種。

但是，商談的結果，並不如意，遭受對方拒絕，於是垂頭喪氣地離開那家公司。此時，一整日所累積的辛勞，更會令你突然地感覺到全身疲憊不堪。

傍晚時分，拖著蹣跚的步履，在返回自己公司的途中，眼前所呈現的儘是部長一臉憤怒的模樣。此時，心裡又想著回到了公司，又得聽任部長的一番訓示，如再整理一下文件，又快九點了，再搭個車回到家裡，又得花上兩個小時，此時的心裡真的是萬般的無奈。

使用勞力且較不需要傷腦筋的工作，比較不會累積疲勞，過勞死病例也就較少發生。而且，只要精神上沒有什麼壓力、負荷，那麼，身體上的疲勞也就能夠快速地排解掉。

然而，雖不必使用勞力，但是，會令你感到精神壓力過重的工作，往往容易讓你疲勞過度。例如：事務性工作、電腦的相關工作，或是擔任研究方面的職務；諸如此類性質的工作，都可算是精神負荷較重的工作。

就過勞死的形成原因來看，可知較有精神負擔的工作，遠比出賣勞力的工作，更易引起過勞死。

因為肌肉本身並不會囤積導致疲勞的物質，然而壓力過重，精神負荷過多，卻會使血液中的腎上腺素的分泌昇高。

同時，從事此類工作的人，往往容易吸煙過量，因此，對冠狀動脈會產生不良的影響。然而冠狀動脈具有將血液輸送至心臟的功用，因此是最重要的。但是吸煙過量卻會促使冠狀動脈產生硬化。

吸煙過量，甚至於會使冠狀動脈突然產生痙攣的現象，並造成冠狀動脈的收縮，於是容易引發狹心症、心肌梗塞，有時甚至於突然地死亡。

在現今社會上，出賣勞力的工作，被戲稱為3K，算是較不受歡迎的工作，然而，就過勞死的觀點來分析；我們可以說，3K也隱藏在那些辦公室裡穿西裝的上班族群中。

即使在盛夏裡，也西裝筆挺的繫著領帶，汗水淋漓地處理著累人的工作，如此看來，簡直是把自己的性命置身於危險的環境裡，這更可稱為是看不見的3K。然而等你能清楚地認識，這眼睛無法透視的部份時，往往已經太遲了。

由此可知，其真正的意思是，此種用眼睛所無法看見的3K，反而較原本的3K更加危險也說不定呢！

◎侵襲女性的過勞死

在此之前，過勞死被認為是男性所容易罹患的疾病，然最近，罹患此種疾病的女性，卻有逐漸增加的趨勢。最近在東京召開了一個有關女性工作過度或過勞死的討論會；所談論的主題是「現代女性所面臨的危機」。

想想現代女性過度疲勞之因素。她們除了要承受身體上、精神上的勞累，要長時間工作外，回到家裡尚須處理家事，並須處理霧中大小事務，然而，這些因素都是我們必須列入考慮的。

多數的男性下班回家後，幾乎都不必做家事，即使有也僅是幫幫忙而已。大多數的男性返家後，便能開始休息了。然而，女性的上班時間與男性相同，下了班返回家中幾乎每人都還有一堆家事要做；因此，回家後根本無法休息。

同時，也不能忽視女性的特有症狀，許多女性會因疲勞過度而造成月經不順，甚至於有些人會有劇烈的月經痛。而且，依所承受壓力的大小，還會有各種身體不適的情況發生。這是因為過度疲勞會使掌理賀爾蒙平衡的腦視床下部活動變得紊亂所致。而且，在電腦化的辦公室中，冷氣都很強，也常因太冷，而造成其他身體不適。

女性的另一種特殊職業是護士。

在醫院裡，有時到了深夜，會有數位病情突然惡化的患者到醫院來。此時，對於那些病危的患者，就得整夜持續地觀察他們的狀況。因此在醫院裡，值夜班的人員是不可缺少的。於是，護士們便須以輪流的方式值夜班的工作。

實際上，在許多大醫院裡，早上八點至下午五點為白天班，下午五點至深夜十二點為小夜班，深夜十二點至隔日凌晨八點為大夜班，以此三班交替的方式看護病人。然而，此種以有限的護理人員編制，卻要處理三個不同時段的看護工作，實在是很辛苦。

現在，正如傳播媒體所報導，在全國各地的醫院裡，護理人員嚴重的不足。因此，護理人員值夜班的次數也在持續地增加著。

在許多醫院裡，甚至於每個月上夜班的次數會高達八次以上，然而這些護理人員又不得不工作。如此一來，體力就非常重要了。首先，身體如不夠健康的話，就無法擔任此工作，並且年紀要輕。超過四十歲的話，夜班的工作，對她們的身體狀況而言，是一項很大的負擔。因此，當到了某一年齡，便會減少上夜班的次數，也只得在白天的門診部上班。

一般而言，護士的工作，儘管在院內的規則已明定了上下班時間，然而，她們尚且要傳達、填寫病歷表等，非常的忙碌，實際上，很難按時處理完，因此也難以準時下班。例如：大夜班的下班時間為早上八點，然而，事情處理完畢，都快九點半了。因此，往往都有過度疲勞的現象。而且，有些人還要料理家務，所以，根本沒有足夠的時間可以恢復體力，也因此易導致過勞死。

幸好現在的女性，因疲勞過度而導致死亡的人數不多，而且，一旦發現太過疲勞，身體無法負荷時，多數的人便會辭去工作。因為，此時即使想要特意地繼續保有這份工作，因身體不適，也會有諸多的困難。

要防止過勞死，最好是不要加班，而且，也希望能夠達成訂立一個可調整工作時間的制度，如此，才可讓人們在精神充沛、體能最佳的情況下，愉快地工作。

相關用語 4

神經症

身體上並沒有什麼感覺不適的地方。很多都是因為精神壓力過重而發作的。有時也會因疲勞過度而發作。很少會導致過勞死，然而，卻是相當嚴重的問題。

〔不安神經症〕整個人常有茫然的感覺，並會幻想自己面臨了許多的危機或死亡，如此一來，使得心臟的跳動加快，也會有冒冷汗、發抖等現象出現。有時也感覺到「好像有什麼事情要發生似的！」有時有強烈的不安及恐懼感。這就是所謂的恐懼神經症。

〔歇斯底里〕如遇到煩惱的事情或精神過於緊張、或是有什麼糾紛時，在不知不覺中便會發作，並出現各種極端的症狀。

心身症

因心理的、精神上等原因，而出現種種身體不適的情況，當精神上負荷過重或過度疲勞時；也會引發此疾病。例如：神經性胃炎、胃潰瘍、過敏性大腸炎、自律神經失調症、高血壓、心臟神經症、圓形脫毛症，此為大多數人最易出現之疾病。

心電圖

在身體上裝設電極，透過電極將心臟的活動狀況記錄下來之圖形即為心電圖。可反應出十二種不同的波形，能夠明瞭心臟的活動狀況。但是，如果僅裝設一個心電圖，則較無法完全掌握心臟之狀況，當有疑點產生時，應接受更精密的檢查。

長時間記錄之心電圖

在胸部裝設五個電極，如此便可將心臟一天二十四小時之活動狀況，記錄在一個8×15釐米大小的盒內錄影帶上。如果一張心電圖無法發現到不整脈，但是，只要透過此種長時間記錄之心電圖去診測，大都能被發覺出來。因此，當身體處於過度疲勞狀態時，如要診測此時心臟的活動狀況，此項檢查是不可或缺的。

將此儀器裝置在身上，並如同往常般地活動、工作、爬樓梯、吃飯、睡覺，如此便可將此期間內，心臟的狀況完全地記錄下來。而且，此種心電圖在狹心症的診斷上，也是不可缺少的。

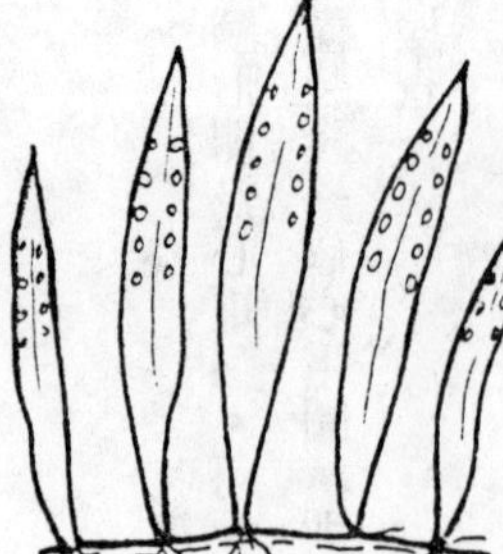

第五章　避免因過度疲勞而引發猝死

——無需停止工作，也可維持的方法

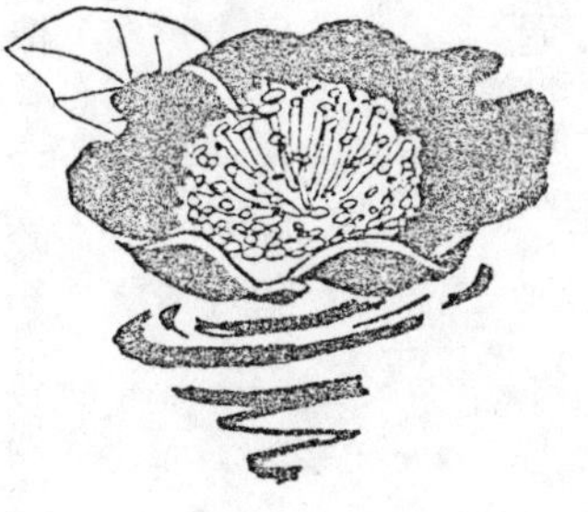

◎過勞死是可以預防的

過勞死的病例年年地在增加著。那麼，要如何是好呢？

過勞死是可以預防的，而且預防也是最重要的。

在本書中曾介紹過的有過勞死危險度之自我評量表，也曾介紹過會導致過勞死之疾病，如：高血壓、狹心症、不整脈、心臟肥大等。而且在父母兄弟姊妹中是否有人罹患蜘蛛膜下出血或腦出血。吸煙過量、飲酒過多、熬夜等有此不良日常生活習慣之人，較易導致過勞死。然而，當身體出現過度疲勞狀態時，可經由特殊健康檢查來診斷。

如果想要避免過勞死或猝死發生的話，請務必遵守下列事項：

- 停止工作。
- 切實地治療高血壓。
- 停止抽煙。
- 不偏食。特別是要充分地補充甘橘類的果實（尤其是含鉀量過低的人）。

‧罹患不整脈之人，要切實地遵照醫師指示，服用治療不整脈的藥物。
‧對於過於耗費體能的工作，或需長時間的運動都應停止，應放鬆心情地散散步。
‧如情況需要，也可服用鎮定劑等藥物。
‧應以自己的健康狀況為第一優先考量，儘量不要去煩惱周遭的事物。
如能切實做到上列事項，便可預防過勞死的發生。然而，當感覺到身體不適或胸部有異狀時，就應待在家裡好好地休息。

有一位醫師為了參加醫師公會所舉辦的高爾夫球活動，而趕赴球場，然而當活動進行到一半時，卻暈倒了，結果卻因心肌梗塞而死亡。當仔細地詢問其家屬才知道，這位醫師從早上便覺得身體不對勁，原本不想去參加此項活動，然而，為了交際應酬的關係，便勉勉強強地出門了，也因此而導致死亡。

心肌梗塞之疾病，大多數的人在發作的前幾天或一星期前，便會出現某些症狀了。然而，如仍不懂得多加休息，依舊勉強自己運動或工作，便會導致其發作，甚至死亡。如果年過四十的話，對自己的健康狀況，切莫太過有自信。

吸煙與動脈硬化

①吸煙者因狹心症或心肌梗塞而死亡的危險度較不吸煙者高出1.5～2.5倍。
②抽煙愈多的人，其危險性就相對的增高。
③愈早抽煙，則危險性愈高。

根據美國Framingham研究報告指出，如戒煙的話，可減少因狹心症等而致死的機率，在最初的第一年，約可減少50％。

◎預防過勞死、猝死的十種方法

預防過勞死最妥善的對策，就是休養。然而，不僅是我們的身體，就連我們的精神也應獲得充分的休息。

然而，事實上我們常常無法獲得充分的休息。雖然人的勞動意識逐漸地在轉變，避免過度疲勞的觀念也在萌芽，但是，想要在短時間內扭轉此種存在已久的公司制度及社會上的共同想法是不可能的事。因此，在這個社會尚未轉變為一個具有健康、令人可以安心的工作環境前，我們唯有依靠自己來維護自己的心靈生活及健康狀況了。

因此，請牢記下列十種讓自己遠離過勞死的方法。

⑴當自己過度疲勞時，應將此種情況切實地轉告公

抽煙對冠狀動脈疾病死亡率之影響

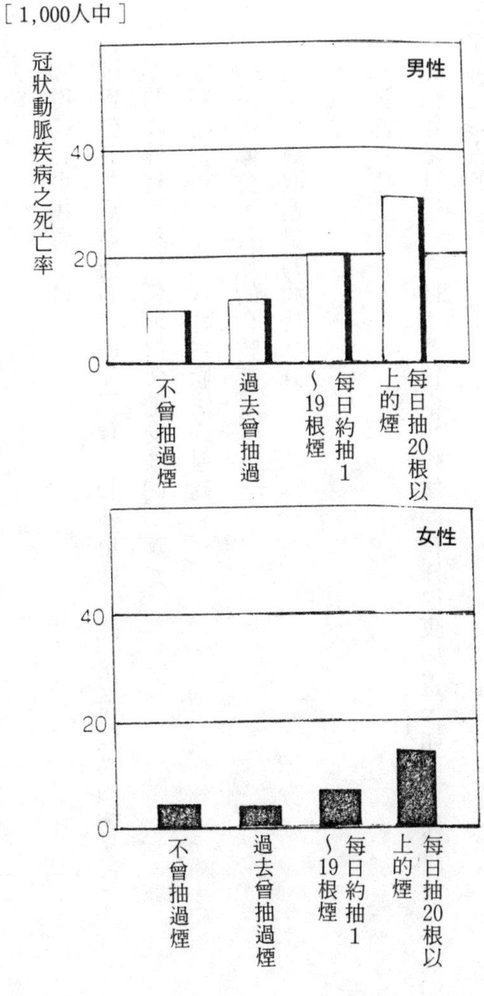

司的上司。

⑵每週必定休息一日。

⑶當你感覺到疲倦時，即使只有十分鐘也好，此時你可以橫躺著休息。

⑷要能擁有可和你輕鬆愉快地交談的朋友。

⑸每週要有一～二次輕鬆愉快的運動。

⑹不可偏食，各類的食物都要吃。

⑺不可攝取過量的油及鹽分。

⑻戒煙。

⑼飲酒要適量。

⑽每年須接受一次循環器官中心所做的特殊健康檢查，如發現異常狀況，應即早接受主治醫師之診療。

◎預防過勞死、猝死之飲食方式

在預防過勞死、猝死之十項方法中的第⑺項，已敘述過了。在吃的方面，就是要請你減少攝取含高膽固醇的油類食品。如此，便可降低血液中的膽固醇含量。然而，膽固醇的含量是否過高呢？可在捐血時，請護理人員簡單地幫你檢驗看看。如果，膽固醇的含量已降低，那麼，動脈硬化的情況便不會再持續地進行下去。

動脈硬化的情況如持續地惡化下去，易導致猝死。如發生於心臟的血管，則容易引發狹心症及心肌梗塞。而且，過度疲勞的狀況會更加嚴重，易導致過勞死。

血液中所含的總膽固醇量及中性脂肪過度的症狀；痛為高脂血症。

一般而言，膽固醇總量在二百四十毫克以上時，為防止動脈硬化發生，應該將此膽固醇總量降至二百毫克以下，較為妥當。如方才所談過的，膽固醇含量過高時，易造成動脈硬化；也易因此引發狹心症、心肌梗塞、腦梗塞等疾病。

食用含油量高的食品之人，大部份都可以改變飲食習慣來降低血液中的膽固醇含量，然而，即使改變飲食習慣也無法降低膽固醇含量的人，在必要時可給予服用mabalochin的藥劑。

由一二四頁開始，以血液中脂質含量為標準，列舉出飲食上所須注意的要點，提供給各位做為參考。

血清總膽固醇值與虛血性心臟病之發生率

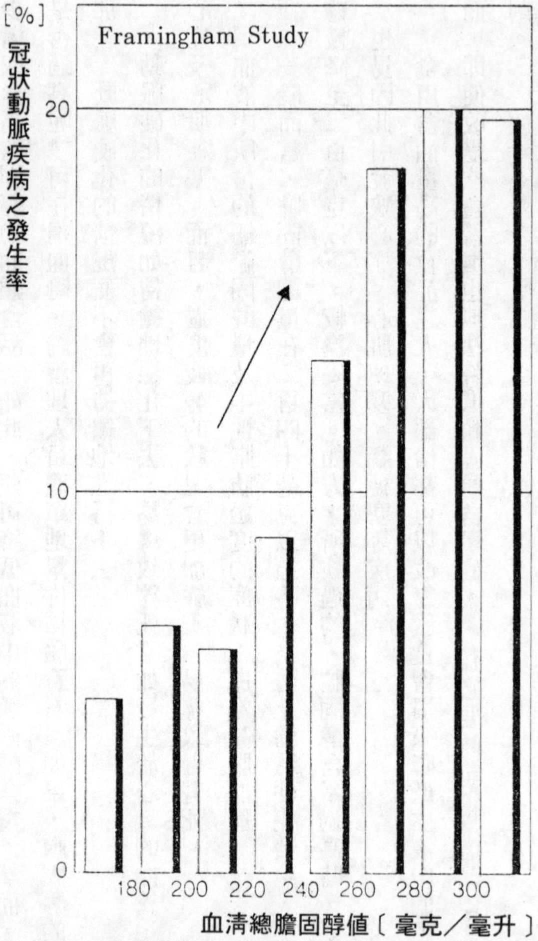

以30～49歲的男性為對象，
14年來所做的追蹤調查。

高血壓患者其腦部及心臟會產生惡化之比率

	～49歲	50～59	60～69	70～	全例
惡性腫瘤	—	4.2	11.4	11.0	6.8
腦 溢 血	5.9	13.4	17.0	30.2	15.9
心肌梗塞	2.9	5.8	8.1	12.4	7.1
狹 心 症	2.9	5.0	8.1	11.0	6.6

高血壓、動脈硬化和各種疾病之關係

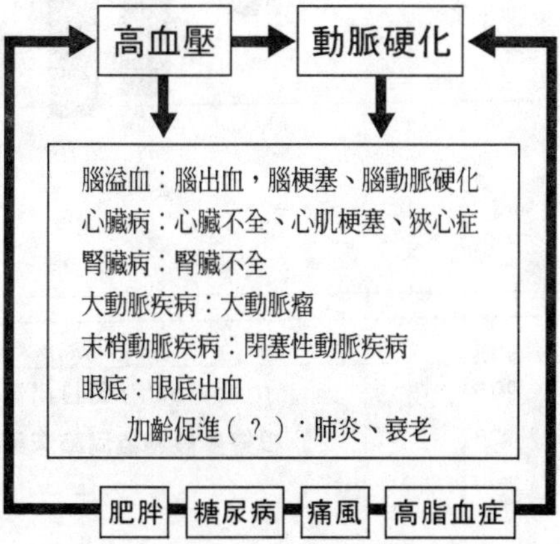

高血壓、動脈硬化和各種疾病之關係

使用mabalochin後所得到的效果（依據二重盲檢法）

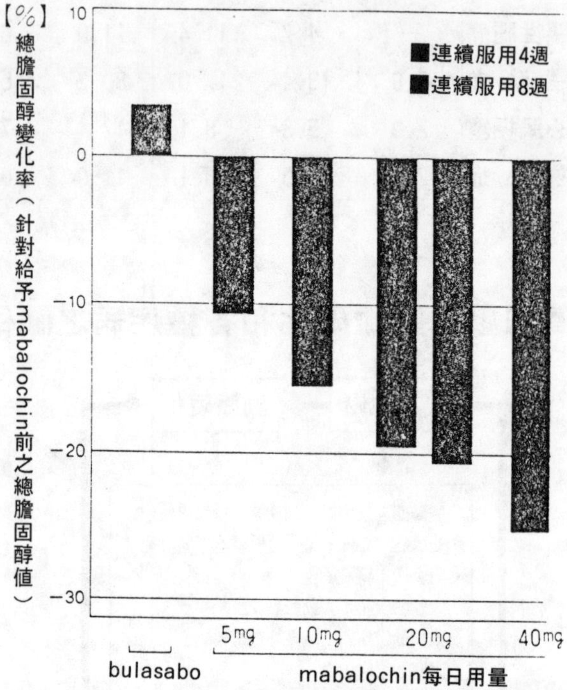

根據多設施協同臨床第2次實驗

mabalochin具有降低膽固醇作用

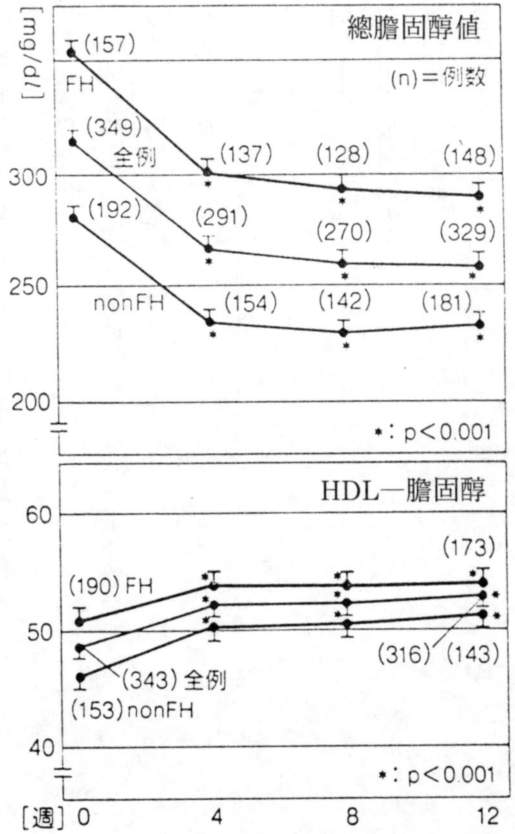

mean ± S.E.　　依據多設施協同臨床第2次實驗

Mabalochin可降低膽固醇；防止狹心症、心肌梗塞之發生。

★血液中總膽固醇量在二三〇毫克以上的情況

・豬排飯每週僅能吃一次。
豬肉、油炸的食物、蛋、醬油；對你而言，並不適合。
・炸蝦（魚）每週僅能吃一份。
・漢堡每週僅能吃一個。
・蛋（含蛋黃）三天才可吃一粒。
・不可吃奶油。
・豬肉每週僅能吃一份。
・可以吃牛肉或雞肉。
・糕餅類最好不要吃。

〔對你有益的食品〕

・豆腐、納豆、烤魚、煮魚、蔬菜食品、生菜、低脂牛奶、水果（包含橘子汁等）。

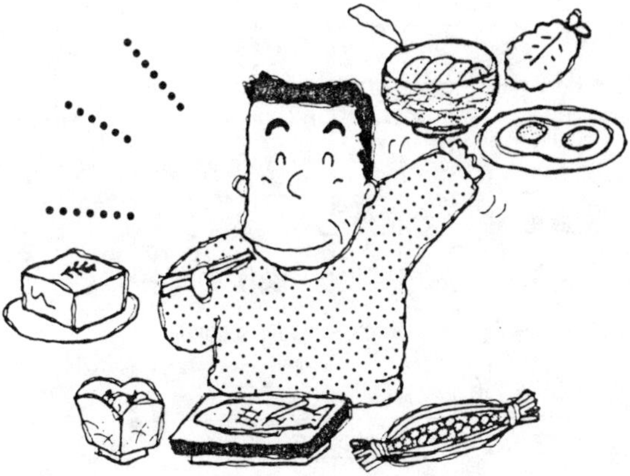

★血液中總膽固醇含量在二〇〇毫克以上之情況

・豬排飯每週可吃二次。

・漢堡、炸蝦（魚）等每週僅能二次。

・蛋每二日才可吃一粒。

・奶油每週僅能食用一次。

・豬肉每週僅能食用二份。

〔對你有益的食品〕

・豆腐、納豆、烤魚、煮魚、蔬菜類、生菜、低脂牛奶、水果。

零　食	晚　餐	消　夜
無	◇**在外吃飯** 炸蝦(魚)客飯	炸洋芋片 可樂
蛋糕 可樂	◇**在外吃飯** 咖哩飯、漢堡牛肉餅	無
◇**在外吃飯** 炸蝦(魚)麵	生菜、番茄、咖啡	無
糕點小吃	◇**在外吃飯** 鰻魚飯、酒3杯 小菜	蛋糕 咖啡
咖啡	◇**在外吃飯** 啤酒2瓶 西式香腸、洋芋片	拉麵
蛋糕 紅茶	◇**在外吃飯** 豬排飯	橘子
◇**在外吃飯** 可樂 漢堡	◇**在外吃飯** 炸蝦(魚)客飯	無

不良的飲食例子

	早　　餐	午　　餐
星期一	烤奶油吐司二片 煎蛋2個 牛奶一杯	**◇在外吃飯** 豬排飯
星期二	無	**◇在外吃飯** 漢堡　炸洋芋片 咖啡
星期三	烤奶油土司二片 培根蛋 生菜	**◇在外吃飯** 豬排飯 咖啡
星期四	飯 牛奶羊油蛋湯 生菜	**◇在外吃飯** 雞肉雞蛋燴飯 咖啡
星期五	無	**◇在外吃飯** 烤豬肉客飯 橘子一個
星期六	飯兩碗 漬物 味噌湯	**◇在外吃飯** 炸丸子、炸肉餅客飯
星期日	無	烤奶油土司二片 番茄　起司 咖啡

在上一頁所列舉的不良的飲食例子，這個例子的問題點有三：

①油膩的食物很多。

②蔬菜太少。

③水果太少。

然而，有不少人的飲食生活方式，卻都和這個例子很相似。這也是導致過勞死之最不良的飲食方式。目前，雖還感覺不到身體上有異常的變化，但是如果將此種不良的生活方式持續下去的話，將來你的身體就無法禁得起疲勞。

在外吃飯，即使是油炸類的食物或炒的食物，幾乎所有的食物都使用油來料理。而且，蔬菜的份量不足；因此，希望各位能多食用烤魚客飯或日式料理。

飯類、麵食、餛飩等麵類食品，如果一直光吃這類食物，易使體內之電解質的平衡遭到破壞。因為工作的原故，所以，早、午、晚餐，常在外面隨意吃吃；你如果是屬於這種情況；那麼請你三餐儘量避免吃相同的食物，如此才能獲得均衡的飲食。

脂肪和其他營養素，同樣是身體上所不能缺少的東西，目前，人們並不會特別排斥油脂類食物的攝取，然而，脂肪攝取不足，並不會對身體造成損害，因此，我們應特別注意，攝取過多脂肪對身體所成的不當影響。

要預防過勞死的發生，還有一點要請你注意的是，避免攝取過多的鹽分。為何攝取過多的鹽分，是不好的呢？

血壓高的人如攝取過多的鹽分，就會口渴，想喝很多的水。然而，一喝水便會造成身體內的水份過多，易促使血壓上昇。血壓上昇的話，便易發生腦梗塞、腦出血及蜘蛛膜下出血等疾病。如發作的話，嚴重時易導致死亡，所以，在此將飲食生活上的注意事項，再次做了整理，希望對您的健康會產生助益。

- 要控制油及鹽分的攝取。
- 不可偏食，要攝食各種類的食品。
- 要多吃蔬菜、水果。

例：烤魚客飯會比豬排飯更有營養。
什錦飯的營養價值比放入食鹽的奶油濃湯的叉燒麵更高。
什錦麵的養份較炸蝦（魚）麵的養份更充足。

總之，在外面解決三餐問題的人，可參考美食專家的營養指南等，儘可能選擇家庭式的料理店；如此，或許可獲取較均衡的營養。

為忙碌的人所做的正確飲食範例

【早餐】	橘子汁、葡萄汁、低脂牛奶、豆漿　在上列飲料中任選一杯 起司二片　蔬菜 生菜　果醬麵包一片 ・蛋因含有多量的膽固醇，需節制。
【午餐】 在外吃飯	烤魚客飯 日式料理等
【晚餐】 在外吃飯	・選擇與午餐完全不同的菜色。 ・至少要吃一樣水果。
在家吃飯	・生菜沙拉、以蔬菜為主再加條魚。 ・在外吃飯，往往會攝取過量的油脂，因此在家吃飯時，應控制漢堡、炸芋肉丸、油炸食品之攝取量。

◎避免過勞死

●對於身體所發出的警訊要特別留意

頭痛、疲勞感、倦怠感、食慾不振、胸部疼痛、高血壓等身體上的異常狀況，是身體所發出的警告訊號。應多加留意，不可置之不理。

特別是高血壓和不整脈，應與醫師詳細談論，必要時請服用藥物。

●該休息時就休息別不好意思

看到周遭的都在工作，只有自己在一旁，總會覺得很不好意思，然而，身體不適或感覺疲勞，這都是因為努力工作所造成的，因此在該休息的時候就休息，別不好意思，硬撐著疲憊的身體工作，易使工作品質降低，達不到工作的效率。

可喜的是，在社會上，已朝向縮短工作時間而努力，休息就等於浪費，是不好的，這種價值觀也已逐漸地在轉變了。

如感到身體過度疲勞時，就應該明白地告訴上司；當你覺得身體虛弱或感到疼痛時，別人並不會知道，只有你自己才能感覺到。

請你每週必定要休息一天。

當你感覺疲倦卻無法獲得充分休息的時候，請你要確實地橫躺下來，即使僅有十分鐘也好。雖然不能完全入睡，然而橫躺下來，卻可使緊張的筋肉獲得鬆弛，多少可幫你回復一下疲勞。

回到家後，使用沐浴精，會有助於恢復疲勞的身體，在超市中可輕易地買到各種沐浴精，因此請選擇你自己所喜愛的商品。

●要能懂得用人

避免任何事都要自己親自動手，而且當自己無法順利達成時，可請部屬或上司幫忙。

關於用人的秘訣，在各種書上及報章雜誌上都有詳細的刊載，希望你能多多地參考並善加活用。

●要有談心的對象及紓解壓力的方式

要有可以發發牢騷的對象或培養與工作無關的興趣，這都是有益的。

●要能穩固自己和丈夫或妻子、愛人相互關懷的情誼

拖著疲憊的身心回到家裡，有許多人往往會把在外面所受到的焦躁不安的感覺向家人發洩。這就是所謂的亂發脾氣。

亂發脾氣，當然無法受人歡迎，過分地將自己的感覺隱藏起來，在精神上只會累積更多的壓力，你的疲勞感就永遠無法獲得紓解。因此，應該適時地將自己不愉快的感受告知自己親近的人。如此一來，自己所遇到的煩惱，才不會又製造出新的困擾，我們要從平時來落實彼此的信賴關係。

當你感到身心疲憊時，最能給你安慰與支持鼓勵的，就是你的家屬及愛人。因此，你應該把自己的心事，如意的、不如意的，快樂及不快樂的事，都誠實地表達出來，並要能長久地保有如此的關係。

●每年必定要接受以循環器官為主的特殊健康檢查

當身體出現某些異狀時，應即刻請你的主治醫師為你診療。

關於選擇主治醫師的方法，請參考下列三點：

①內科醫師

②願意傾聽患者談話的醫師

③對於成人疾病、循環系統、消化系統等都很詳細的醫師

●循環系統有毛病之人應禁煙、酒

適量的煙、酒，對於緩和心情有正面的作用，然而，循環系統有異狀的人，應強加禁絕煙、酒。

●每週要有一～二次輕鬆愉快的運動

希望你能從事不會令心臟太過刺激，不會增加心臟負擔的運動。

關連用語 5

神經性食慾不振

緊張壓力或其他精神上的因素會造成喪失食慾、體重減輕，嚴重時會導致死亡。嚴重的病患多為年輕的女性。

心臟不全

即心臟的收縮能力降低。如此一來，血液便會囤積在肺部，造成呼吸困難。嚴重時也會導致死亡。也是過勞死的原因之一。

哮喘

支氣管炎哮喘。支氣管變細，便會難以呼氣。嚴重時會導致死亡。過度疲勞也會使病情惡化，因此，原本就罹患有哮喘之人應避免過度勞累。

緊張壓力

各種因素會對精神及身體產生影響，可分為內在的及外在的緊張壓力。

【內在的因素】 因人際關係處理不當或社會適應不良，所產生的偏差，如此不斷地累積便會使精神遭受刺激。憤怒、焦躁、不安、恐懼、憎恨、緊張等精神上的刺激及調職、深夜的工作、加班、通勤、過度疲勞等對身體產生刺激而形成的。

【外在的因素】 物理的刺激、寒冷、熱及其他天候、受傷等物理上所產生的刺激。還有藥物所造成的傷害，有毒物質等化學性的刺激。

身體過度疲勞及精神上的緊張壓力加劇時，有時會導致過勞死，應當特別留意。

第六章　一般性健診無法防止過勞死

——應妥善維護循環器官健康

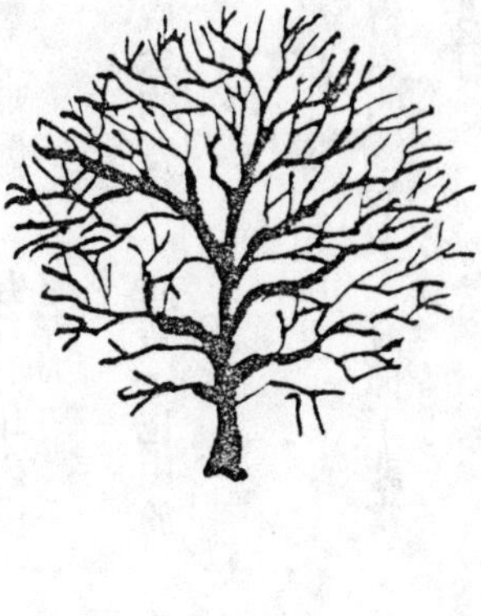

◎一般性的身體健康檢查無法預測過勞死症狀

目前，多數的人都會接受一般性的身體健康檢查。此種檢查分為好幾個類型，如有半天的、有一天的、還有二天一夜的；有很多種。

在一九七七年接受二天一夜健康檢查的受診者；一整年的人數是二萬四千七百五十九人，一九八一年時增加為十四萬二百八十四人，到了一九八九年時更增加至三十萬八千八百人。可瞭解到受診者增加的情況。如再加上接受一天的健康檢查人數；那麼，一九八九年之受診者就超過了二百萬人了。

造成增加的原因是，對於疾病的關心、早期發現、早期預防觀念的普及。同時，也由於女性受診者的增加，促成整體數量的增加。

在受診者人數急速增加的現在，以往的檢查制度，在目前的社會上還適用嗎？

以往的一般性健康檢查的目的在於「疾病的早期發現」。在胃癌的診治上，發揮了非常良好的成效。因此，有很多人的胃癌在自己仍毫無自覺時便被發現了。

然而，同時也存在著許多的問題點。人數大量增加的一般健康檢查中心，真的能夠維護人們的身體健康嗎？

在這種僅做報告結果的健康檢查中心，只能檢查病情而已。

「依據檢查結果，針對飲食、飲酒、抽煙、運動及精神衛生等提供保持健康、促進健康的指導、教育，這些就是所謂的健康檢查。」如果這麼認為的話，就不可算是身體健康檢查了。

這是有關身體健康檢查，該如何定義之問題，已偏離我們所要探討的主題，因此不再詳細敘述了，然而，如明白地說，一般性之身體健康檢查，在預測過勞死的症狀方面是毫無作用的。

在第二章中已稍做敘述了，還有一個理由就是，健康檢查是為了要使胃癌能早期發現，才開始施行的。這是由於當時有不少人都罹患了胃癌。

事實上，身體健康檢查對於此種國民病胃癌的減少及根除上具有很大的效用。連一點自覺症狀也沒有的癌症，在早期便能被發現，經由手術而獲治癒的人有很多。

另一方面我們經常可以在週刊雜誌上看到這樣的報導：就是「一般性的全身健康檢查後

被告知身體情況正常，然而卻在半年後、一年後死亡了。」但是，以現在的醫學技術而言，對於胃癌、大腸癌之診斷；要做到百分之百的正確是有所困難的。若將所有的責任都推卸給做一般全身健康檢查的診所是非常沒有道理的。

肝臟方面的疾病是一種以一般性健康檢查的方式，就很容易發現的疾病，因此，肝臟方面的疾病較沒有問題。但是，一般性的健康檢查卻很難診斷出狹心症、心肌梗塞、不整脈；這就是目前所面臨的窘況。

如剛才所敍述的，一般性的全身健康檢查之起源是以檢查國民病胃癌而設立的。之後，由於飲食生活的改變及生活習慣上的變化，民衆所罹患的疾病也產生了變化。例如：高血壓、心臟病、腦血管疾病患者的增加。

首先，由於血液中的膽固醇含量年年增加，造成許多動脈硬化的現象產生，再加上身體過度疲勞及緊張壓力，也會使得心臟的動脈硬化更趨嚴重。

那麽，目前的全身健康檢查；關於心臟應如何地做檢查？

首先，以胸部X光來觀察心臟的形狀及大小。如此，再來判斷心臟是否有肥大的情況發生。心臟如果是非常大的話，任何醫生一判斷便會瞭解。如果僅是稍微有點肥大的話，便容易看走眼，無法正確地判斷。

其次是利用心電圖來判定。此時，令患者仰臥平躺，在其胸部裝置六枚電極，並在其四肢也裝置四枚電極，機械記錄心臟的活動情況。

由此張心電圖可調查出下列各種情形。如：心跳的速度、是否有不整脈、心臟的大小、電氣的傳送方式是否正常、以前是否發生過心肌梗塞、是否有罹患嚴重的狹心症。然而，要記錄心臟的跳動情況，僅有約十六秒的時間。因此，只能在這極短暫的時間內，來觀察心臟的活動情況及判斷其形狀、大小。

最重要的就是，我們要考慮不整脈這個問題，由於僅能記錄下心臟在這十六秒間的活動狀況，因此，要利用此種心電圖來發現不整脈是很困難的。此時的患者是處於安靜的狀態中，如在這十六秒中出現不整脈的話，便可被發現到。然而，一天有二十四小時（八六四〇〇秒）這是非常長的。因此，當患者處於安靜的狀態時，在這十六秒中，大都無法發現到不整脈。

相反地說：僅以一張心電圖便能發現不整脈的話，這就表示此患者的症狀已是相當的嚴重了。試著去記錄下一整天的心臟跳動情況，很可能會出現更多惡性的不整脈。

治療時，惡性不整脈與一般不整脈之療法是完全不同的。因此一定要採用具有長時間記錄之心電圖才可。

一張普通健康時所使用之心電圖是無法發現到不整脈的。你所看到的結果往往都是正常的，儘管如此，對於不整脈更是不可太過大意。當身體過度疲勞或精神緊張、壓力沈重時，心臟便會砰砰跳或是感覺呼吸困難的人，就應該利用二十四小時長時間記錄之心電圖來診斷，才是正確的。

一張全身健康檢查用的心電圖所顯示的結果一切正常，然而，卻仍會發生過勞死及猝死。但是，完全無法理解的人卻為數不少。這也是許多健康檢查中心曾有過的事實。可是，這些機關也呼籲過：「只要在醫院或健診中心接受過全身健康檢查，就無須擔憂了。」

不過，有關狹心症（心臟血管的動脈硬化症），有許多的人單憑一張安靜時所測得的心電圖卻無法診斷出來。血管如僅是稍微的變窄，那麼在安靜時所測得的心電圖，其所顯示出來的情況就會非常地正常。

那麼，應如何診斷才好呢？在此，我們將以狹心症為例診斷看看！

長時間記錄之心電圖，可由運動負荷心電圖之記錄，做出正確的診斷。

長時間記錄之心電圖

這是能顯示出不整脈解說的二十四小時長時間心電圖。將五個電極裝置在胸部，再將由此傳出的電流記錄在錄影帶上。

在裝置工作結束後，就可產生作用，將心臟的一切情況記錄下來，此時你應該試著去爬長的樓梯。例如：以步行的方式登至四樓。如此一來，由於運動會促使心臟跳動的次數增加，有些人每分鐘約一百下，有些人卻會高達一百四十下。為了使心跳數增加，我們應儘可能地爬長的樓梯。

如果此時的胸部會發生疼痛，也應將此情況記錄下來。倘若此時在樓梯間停止下來稍做休息的話，疼痛是否會消失，這些也都是要記錄下來的。等到一切試驗都結束時，再將此二十四小時之心電圖取出觀察。

心電圖有一稱為ST的部份。我們可由此觀察出爬樓梯前後所產生的變化。如果因為爬樓梯，而使得ST部份明顯降低一毫米以上的話，即表示心臟的血管變窄了，亦即已罹患了狹心症。

當接受試驗者處於睡眠狀態時，此種長時間記錄之心電圖，亦能判定ST變化。此種心電圖可找出在睡覺時出現不良變化的異型狹心症。

運動負荷心電圖

長時間記錄之心電圖是用來追查心臟一整日跳動情況的心電圖，所謂的負荷心電圖，就是將電極貼在身體上，令此人做某些運動，再觀察此其間所產生之變化。

運動有下列三種：

①登小階梯法。

②在跑步機上步行法。

③踩腳踏車法。

第①種方式之運動量太少，並不理想；以第②、③種方法較理想。以年齡為區分，在運動後，觀察其心跳數是否符合測試標準。此標準為一百一十下至一百四十下左右，經由其心跳數之增加來觀察心電圖中ST部份的變化情形。

此種測試僅能在醫療院所中進行，因此，在短時間內進行較為便利。經由長時間記錄之心電圖及負荷心電圖之診斷，證實罹患有心肌梗塞的人，應即刻開始接受治療，身體出現過度疲勞之人也必須有適當的休養。倘若不然，縱使發生過勞死，也就不足為奇了。

一般性健康檢查是無法預知過勞死的。此種長時間記錄之心電圖或負荷心電圖需要較長的時間、專科醫師及技術人員等大量的參與，故而在一般性健診中心是不可能施行的。而且還要替為數龐大的民衆施行一般性健康檢查已是很勉強的了。

◎應接受循環器官中心的特殊檢查

要預防過勞死、猝死，僅做一般性全身檢查也是無法預防。因此，絕對有必要接受專門性的檢查。即使說一般性健康檢查對過勞死、猝死之預防是毫無用處的，這麼說一點也不為過。

因此，「為了防止過勞死、猝死而設立的特殊健康檢查中心」是有其必要性，而且是不可或缺的。

循環器官中心之專門性的健康檢查是為了要早期發現狹心症等疾病，但卻不為民衆施行心臟導管方面的工作。如施行心臟導管的話，可立即發現出心臟血管變窄之部位。然而，這項工作的性質卻已遠超過專門性健康檢查所能施行的檢診範圍了。

為患者做診斷及醫療的工作，例如：心臟導管、起搏器之植入手術，還有，在PTCA導管前端，裝置一個氣球，再利用此一裝置將冠狀動脈已變狹窄的部份擴大的手術（PTCA）等。

對於狹心症、心肌梗塞、惡性不整脈、腦溢血等疾病，必須加以預防才是。目前已著手調查，以前有多少的患者是在發病後六小時內死亡的（猝死），而且，是為何原因而猝死的，並曾在學會發表過（日本老年醫學會雜誌）。結果可知大部份都是心臟、血管方面疾病所導致的。例如：心肌梗塞、不整脈、腦出血、蜘蛛膜下出血、大動脈破裂等等，這些都是造成過勞死的重要因素。

關於過勞死，緊張壓力等精神方面的因素，也是一項相當重要的因素。在預防過勞死之工作上，不可欠缺的是尋求循環器官專門醫師之診斷。

因此，我要建議各位的是；為預防過勞死、猝死發生，一定要接受循環器官專門的健康檢查，才可儘早地檢視過度疲勞的程度，並開始休養與治療。

為防止過勞死、猝死之發生；而以循環系統為中心之特殊健康檢查，其檢診項目列舉如下：

(1)身高、體重、肥胖度

・調查其營養情形及過度肥胖是否已對身體產生不良影響，是否有糖尿病。

(2)血壓測定、脈搏測定、血管之動脈硬化檢查等

・調查是否有高血壓、低血壓及不整脈。並調查手腳四肢之動脈，以期能發現動脈硬化。

(3)打聽診、觸診、視診

・診查眼睛、皮膚、淋巴節之狀態，並檢查肺部是否有異常情況，聽聽心臟聲音及有無雜音（如此便可知道心臟是否過於疲勞），並調查腹部之胃、腸、肝臟的狀態。並診視腹部大動脈、腳部是否有浮腫或是否有血流不順暢之情形產生。

⑷心電圖

・利用心電圖便可瞭解到過去是否曾罹患過心肌梗塞、心臟肥大、嚴重的狹心症、頻脈、徐脈、不整脈及刺激傳導阻塞等。

・長時間記錄之心電圖。

是診斷不整脈、狹心症不可或缺的重要設備。

・心臟的超音波檢查。

經由此項檢查可知道心臟的大小、心臟肌肉之厚度。連瓣膜性心臟病也可輕易地判別檢查出來。

⑸胸部X光檢查

・經由此項檢查，可發現心臟之大小及其形狀是否有異常。而且，也能找出肺癌、肺結核等肺部之異常變化。

⑹血液檢查

・檢查項目有紅血球、白血球、血紅蛋白、Hemaphulito、血小板、貧血，並可顯示出是否有發炎或易出血的症狀發生。

・鈉、鉀、氯、鎂。
電解質之檢查。電解質失衡是造成不整脈之原因，因此須詳細檢查。
・BUN、肌酸酐、尿酸。
腎臟及痛風之檢查。
・總膽固醇、HDL膽固醇、中性脂肪。
調查是否有造成動脈硬化之高脂血症。
・GOT、GPT、γGTP、LDH、ZTT
此為肝臟之檢查、檢查是否有肝功能障礙、肝硬化、肝炎、肝癌、脂肪肝等。
・血糖。
糖尿病之檢查。

(7)尿液檢查

・尿蛋白。
為發現是否有腎炎、腎的動脈硬化性變化及糖尿病性的腎變化。
・尿糖。

糖尿病之檢查。

• 尿中潛血反應。

腎炎及結石等之檢查。

• 尿中腎上腺素。

精神緊張、壓力過重、血液中的腎上腺素便會增加，經由此項檢查，可瞭解腎上腺素分泌之情況。

(8)腹部超音波

• 透過此項檢查，可明瞭肝臟、腎臟、膽囊、胰臟等之形狀及大小是否有何異常。

• 調查大動脈之內徑及診斷大動脈是否有發生動脈硬化的現象。

除了這些檢查以外，還要回答為防止過勞死所做的特別問診表，等回答完問診表後，再進行重要的交談。經過這些過程後，便可詳細地調查出過勞程度及種類了。為預防過勞死之發生，必須要有此項面談。

以資料上所瞭解的為範圍，並談談其日常生活之情形。

⑴你的過度疲勞是屬於何種程度？那一種類呢？
⑵實際上是那裡有問題？程度如何？
⑶須要做如何的休養才可以呢？
⑷須要接受何種治療才妥當呢？
⑸日常生活中要注意那些才好呢？
⑹怎樣的職業、怎樣的工作環境才是最好的呢？
⑺對於身體上的疲勞，你所能承受的程度為何？
⑻加班應以何限度為佳？

運用以上的方法，便可明瞭下列事項。

每個人都有其不同的生活方式，不是簡單的一、兩句話就能說清楚的。然而，讓他們每一個人都去思考一下這些問題，之後再給予個別的建議。

自認為過度疲勞的人及以第二章之自我評量（第51頁）之判定結果為A、B（與自己情況相吻合之項目在二十個以上）的人；應要求其接受為預防過勞死、猝死所做的特別健康檢查。

「每年只要接受一次一般全身檢查就不會有問題了。」如果有這種想法的人，應儘早揚棄此一不正確的觀念比較好。希望有更多的人能利用此種特別的健康檢查，並期望不要再有不幸事件的發生。

〔易發生過勞死之人的綜合判斷〕

①患有下列疾病的人請數一數你的點數，有相同習慣之人亦請數一數你的點數。

・高血壓（輕微之人……2點、嚴重的人……4點）
・狹心症（輕微之人……2點、嚴重的人……4點）
・心肌梗塞（輕微之人……2點、嚴重的人……4點）
・不整脈（輕微之人……3點、嚴重的人……8點）
・心臟肥大（輕微之人……1點、嚴重的人……2點）
・糖尿病（輕微之人……1點、嚴重的人……3點）
・家族中有因蜘蛛膜下出血或腦出血而死亡之人……2點
・香煙（一天二十根以內……2點）
（一天二十一根至三十根……3點）
（一天三十一根以上……4點）
・攝取過量的鹽分……2點

②・自我評量測驗（第五一頁）

A（30以上）……10點

B（20～29）……8點

C（10～19）……5點

D（5～9）……2點

將你在①②③中所得之點數合計起來。

25點以上……非常危險

15點以上……相當危險

8點以上……危險較少。但是如果你在②中所得點數很高的話，也算是相當危險的，應多留意。

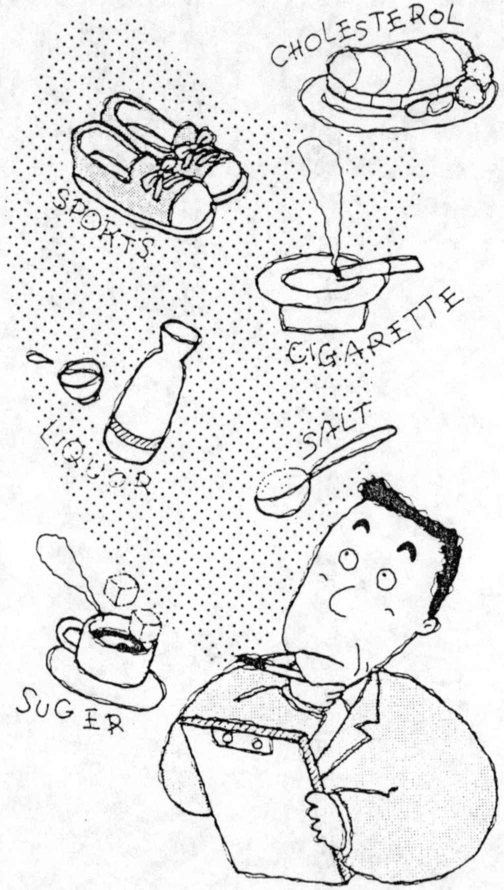
CHOLESTEROL
SPORTS
CIGARETTE
LIQUOR
SALT
SUGER

相關用語 6

香煙

吸煙過量易促進動脈硬化。而且，抽煙也易引發不整脈、狹心症。當身體處於過度疲勞時，香煙所產生的不良影響更強，是導致過勞死的原因之一。不論煙癮大小，有動脈硬化現象之人應減少香煙量，並儘可能地戒煙。

心悸

即心臟砰砰地跳著。多發生於心臟情況不良時。

主要是發生於出現不整脈時，脈搏的跳動會很急速，有時也會產生不規則性跳動。不論屬於何種狀況，都應接受精密的檢查才是。當身體過度疲勞時也會出現，為防止過勞死之發生，應即早接受診斷及治療。

糖尿病

即血液中的糖份過高，尿液中出現糖份的疾病。有糖尿病的話，易引發動脈硬化及眼底出血，也易造成疲勞。因此，希望你能維持適當的飲食及運動，並要接受藥物的治療。

檢查方式是採集少量尿液和血液，再進行化驗、分析的。中等程度以上之糖尿病可簡單地判定出來。然而，情況較輕的人則需讓其喝下葡萄糖水之後，待一、二小時以後，再抽血化驗。

猝死

異常狀況發生後，六小時以內便死亡之情況，在醫學上稱為猝死。多發生於心臟或血管病變，或是發生腦出血。過度疲勞也會引起，此時，稱為過勞死。多半是出現不整脈才造成的死亡。若為此情況的話，則無法查出死因，因為在死者身上無法發現任何異狀。

第七章　其他心臟病及猝死

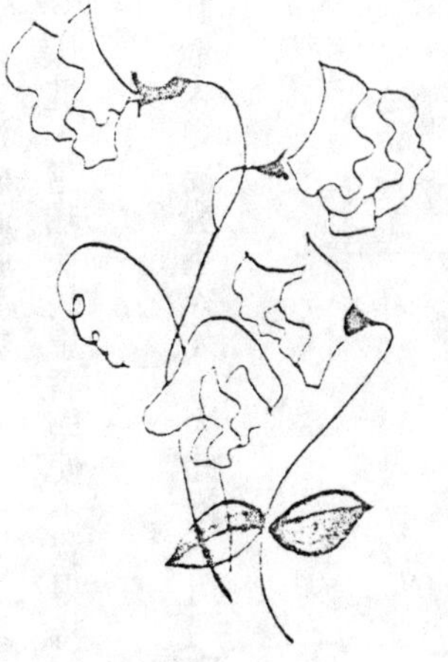

◎因突發性心肌症、心肌炎所造成之猝死

「突發性心肌症」之發生其原因至今仍不十分明朗，是種心臟變大、心臟收縮能力降低，易導致不整脈發生的疾病。其所造成的猝死病例很多，故而廣為人知。

所謂心肌炎即心肌曾受病毒感染，造成心肌發炎，使得心肌受到損害，功能降低的一種疾病。然而，酒精及藥物（阿黴素等）也會使心肌受到損害造成心肌發炎。

突發性心肌症、心肌炎也易引發不整脈造成猝死。因此，這類疾病患者即使不覺得特別的疲勞也容易發生猝死，應多加注意。

而且，此類疾病之患者，如果過度疲勞的話，較其他人更易發生猝死，因此絕不可過度疲勞。

心肌症可分為下列三類：

・肥大型心肌症

・擴張型心肌症

・拘束型心肌症

■肥大型心肌症■

其部份原因與遺傳有關。因此，以身為一個專門醫師之職責所在，會詢問患者：「家族中是否有心臟變大導致猝死之人。」

如果，家族成員中有猝死之人，那麼就可能是罹患了肥大型心肌症，那麼此患者也可能是罹患了肥大型心肌症。

此類型心肌症，其患者之心臟肌肉會變得肥大且厚，心肌纖細之排列會發生紊亂，結果導致心臟收縮能力降低，有時會造成心臟不全。

有百分之二十的患者完全不會出現任何的症狀。同時，有百分之五十以上的患者在最初並不會出現任何異狀，因此並不須要限制其運動。

出現的症狀首先是心跳急促、呼吸困難。心臟會砰砰跳，稍一移動時，呼吸會更加急促，呼吸時也會感到痛苦。和狹心症一樣會有呼吸不順暢、胸部疼痛，且會有被束縛的胸部疼痛情況產生。

症狀如持續惡化，則會感到頭暈，有時會失去意識，陷入昏迷狀態。

本書的題目猝死之病例中，有很多都是因為此種疾病突發而導致死亡的。時常在患者死亡後，進行解剖，才發現其罹患了肥大型心肌症。

有關疑是心肌症的患者，應做下列檢查。

①胸部X光檢查

約半數的患者都被認為是心臟肥大，因此有心臟肥大現象出現的話，也應考慮其可能罹患肥大型心肌症。

②心臟超音波檢查

將超音波置於心臟上方，觀察所得到的影像。是絕對必要的一項檢查。可顯示出心臟肌肉之厚度及心臟跳動情形。利用此項檢查，可輕易地診斷出此種心肌症。

③核醫學檢查

將放射性同位素注入體內，再觀察心臟是如何收縮的一種檢查。可利用此檢查來區別擴張型心肌症（敍述於後）。

④心電圖及長時間記錄之心電圖

約有百分之十的肥大型心肌症患者，其心電圖所顯示出的結果是一切正常，約半數患者其心電圖所顯示出來的是，易被認為與心肌梗塞相似的Q波，此為肥大型心肌症之特徵。所看到的多是心肌變大的現象。其他還可見到各種電氣間之傳導方式出現了異常狀況。

長時間記錄之心電圖是絕對必要的檢查。因此，對自己的心臟有疑慮的人，務必要接受此項檢查。

此種心電圖可找出導致患者猝死之不整脈。必要時，可醫治此種不整脈。

約有百分之五十至百分之七十五的患者，可經由此種長時間記錄之心電圖來找出不整脈。而且約有百分之二十五的患者會出現此種不整脈即持續數拍的心室頻拍。

因此，當在此種長時間記錄之心電圖上發現惡性的不整脈時，應立即服用可抑制此種不整脈的藥物。如仍不見好轉，應試試各種藥劑，並令患者持續服用最有效的藥物。

患有此種肥大型心肌症患者，如不能接受妥善的治療，即使稍微的疲勞時，也會出現惡性的不整脈，甚至會導致死亡。

⑤心臟導管

為了能正確地瞭解心臟的收縮能力，導管檢查是有其必要的。利用此導管，可測出心臟的壓力，若注入造影劑則可觀察到心臟的跳動情況。

⑥**生檢**

這和以胃照X光之檢查，取下一小部胃壁後，再以顯微鏡來觀察是一樣的。由此方式可做出正確的診斷。

要治療的話，可採行下列方法。

定期接受長時間記錄之心電圖的檢查。並變化治療不整脈的藥物。而且要使用最有效、副作用小的藥劑。當心臟的收縮能力降低時，應使用可增強此收縮能力的藥品。

和過勞死雖然有關，此種疾病的患者，絕對不可讓身體過度疲勞。即使輕微的緊張壓力，也易發生不整脈，因此，當身體過度疲勞時，隨時都有可能發生猝死。此疾病之患者，至少要將血液中的鉀含量保持在正常值以內。因為只要鉀含量偏低就會導致不整脈的發生。

禁止激烈運動。總之，當身體狀況不佳時，絕對要好好地休息，否則會導致猝死。

而且，即使平常沒有任何異狀的人，也應接受定期的具有長時間記錄之心電圖的檢查。並觀察是否有出現不整脈。

雖然不是很嚴重的過度疲勞，然而卻發生猝死的人，很有可能就是罹患了此種疾病。即使在X光片上也不會出現明顯的異狀。因此有很多人沒有再接受更精密的檢查。當然一般性的健康檢查是完全無法發現出任何異狀的。

■擴張型心肌症■

與剛才的肥大心肌症相比較，這是一種心臟內腔擴大（擴張）的疾病。肥大型之內腔並沒有發生擴張，反而有些是狹窄的。

擴張型心肌症和心肌炎也有關連，原因不明的情況（突發性）除外，其致病原因大都很明顯；例如：病毒感染、飲酒過量、藥物、糖尿病、甲狀腺方面的疾病、分娩、物質的累積（肉樣瘤病等），這些都是造成擴張型心肌症的因素。

〔特徵〕

心臟內腔有擴張的現象，肌肉並沒有變厚。以X光片來看，比一般的心臟更大。

〔症狀〕

其症狀多為氣喘及呼吸困難。而且，易感到疲勞。食慾不振，對食物欠缺味口。常會腹痛。腳也容易發生浮腫。

不太會出現不整脈。心臟的收縮能力會降低。這種症狀（呼吸困難等）是此種疾病開始時最易出現的症狀。

〔檢查〕

和前述的肥大型心肌症一樣，胸部X光檢查、心電圖、心臟超音波圖等都是很重要的。

尤其是要和其他疾病區別時，心臟超音波圖就顯得革外重要。如證明有內腔擴張及心肌活動不良，就應立即做更進一步之診斷。

〔治療〕

如導致心臟不全時，應令患者飲用可增強收縮能力的藥物及利尿劑。在日常生活中，應減少食物中的鹽分，並且減少水分的吸收。

有時也會出現不整脈，因此，在必要時應服用治療不整脈之藥品。

和過勞死有關，只要開始出現症狀，便易導致死亡。據說只要出現心臟擴大、心臟不全的症狀出現，約有百分之七七的人會在八年內死亡。

但是，這又因人而異，只要在日常生活中多加注意，遵照醫師指示服藥，並且好好地遵照專門醫師的建議，也有不會發生任何問題的人。

過度疲勞及運動過度，易使心臟的情況更加惡化。因此要避免過度疲勞，並要有充分的休養。患此疾病之人，絕不可做任何勉強的事物、工作。

雖然沒有出現任何症狀，但是運動過度的話，對心臟並不好。太常打高爾夫球或是爬上爬下的，對心臟都不好。總之，會變得比以前更易疲勞，而且疲勞也難以在一天內便獲得恢復，容易持續下去，如有這些情況時，應特別注意。

要注意自己的飲食生活，要定期的接受檢查，避免過度疲勞，按照指示服藥等，這些都是很重要的。如能切實遵守這些事項，在某程度上可和一般人過著同樣的生活方式。

患此疾病之人在生活上，絕對要嚴守不可過度疲勞。

■拘束型心肌症■

這是心肌症中發生率最低的，不整脈也比較少見，也極少會發生猝死的。整體而言，罹患此疾病的比率最小，因此，不太會造成什麼問題。其致病原因，也幾乎無法明瞭，然而，各種物質如囤積於心肌，則易發生此疾病。

心臟常會造成反覆不斷地收縮及擴張，這種擴張卻會變得異常起來。力量減弱，造成心臟不全為其特徵。而且會出現倦怠感、食慾不振、腳部浮腫、體重減輕等症狀。有時也會感到呼吸困難。

此時如拍攝心電圖，可發現心跳很快、不整脈、電氣之傳導方式異常等現象。如做X光檢查，可發現心臟的大小都很正常，以心臟超音波檢查時則可發現有異常狀況產生。

患有此種疾病，應服用可加強心臟收縮能力的藥及可將水份排出體內的藥，並且要限制鹽份的攝取。

（橫濱市立大學醫學部小兒科調查）

◎學童之猝死

有些學童（小孩）發生猝死。「○○○，是小學四年級的學生，參加曲棍球活動，在繞

以神奈川縣為對象，12年來之調查結果

時間：一九七五年至一九八六年

學生人數………15156346人
　小學生……… 8375697人
　中學生……… 3783107人
　高中生……… 2997542人
猝死　97人（男77人・女20人）

人數	每百萬人中
小學生……22	6.63
中學生……32	8.46
高中生……43	14.35

以整體而言，每百萬人中有6.4人會發生猝死。

著運動場跑第二圈時，突然暈倒，立即被送往附近的醫院急救，然而卻於中途死亡。」我們在報上常常可以看到這一類的報導。

孩童突然死亡，最無法接受此一實情的就是他的父母。那麼，我們應該如何防止此類不幸事件的發生呢？其發生原因何在？又該如何才好呢？

■孩童猝死之統計■

橫濱市立大學的老師們，著手調查了西元一九七五年至一九八六年這十二年間，在神奈川縣內所有小學、中學、高中學校的學生在校內發生猝死之統計。

學生總數約一百五十二萬人，小學生約八十四萬人；中學生約三十八萬人；高中生約三十萬人。在所有人數中發生猝死的有九十七人（男性七十七人；女性二十人)。其結果顯示每百萬人中,每一年,約有六人會發生猝死。

每百萬人中,小學生有二•六人;中學生有八•五人;高中生有十四•三五人會發生猝死。

■猝死原因■

這九十七個猝死病例,其發生原因如下:

急性心臟不全　六十人(六二%)
器質性心臟病　十八人(一九%)
腦血管障礙　十四人(一四%)
中暑　五人(五%)

由此可知,造成猝死之因素有百分之八十一都是由於心臟方面所引起的。

其他方面有少數是因為腦血管障礙(腦溢血)所造成的,換言之,即腦出血、腦梗塞、蜘蛛膜下出血。另一項與成人之過勞死不同的是中暑,占了百分之五的比例。

所謂中暑即在炎熱的地方做運動、工作,因為暴曬在太陽下,導致體內缺乏水份,造成虛脫的現象。又因為熱的原故，無法調節體內的溫度而導致死亡。

通常只要將患者移至太陽照射不到，較陰涼的地方休息，情況便可好轉。然而，嚴重時卻會造成死亡。因此，當你要長時間在很熱的地方工作或運動時，應特別留意自己的身體狀況。孩童之猝死病例中，有百分之八十一是心臟方面疾病所引起的。與大人之過勞死十分類似。

■孩童猝死前已罹患之疾病■

心臟方面疾病所導致的猝死，其真正的直接原因是什麼呢？九十七個猝死病例中有十八個是器質性心臟病導致猝死的。亦即，這十八個病例的患者在生前就被證實罹患了心臟方面的疾病。

所謂急性心臟不全，患者在死亡之前並無被冠上特殊的疾病名稱，當死亡時才被想像為引發心臟不全。

在這十八個病例中也包含了因為出現不整脈而死亡的病例。真的是因為心臟不全而導致心臟停止的嗎？如果不然，那麼是因為出現不整脈而導致猝死的嗎？這卻很難去區別出來。

器質性心臟病

疾病之種類	例數
心肌症	5
先天性心臟病	4
心肌炎	3
川崎症	3
QT延長症後群	2
心房粗動	1
全體	18例

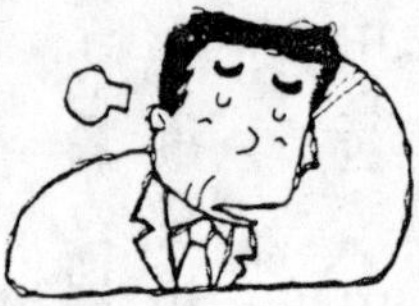

急性心臟不全幾乎都是發生於，長時間的激烈運動後。通常孩童的心跳（以一分鐘為單位，在此時間內心臟砰砰跳動的次數）小孩則為六十至一百左右，如持續激烈的運動，則每分鐘可上昇至一百一十下至一百五十。但是，如果再長時間持續下去的話，心臟則會發生疲勞。

平常如不怎麼運動，一下子要登山或做其他運動時，腿部肌肉就易發生疼痛。這是因為腿部肌肉疲勞的原故。同樣的道理，心臟的肌肉如給予過度的刺激，則心臟的肌肉也會發生疲勞，就無法砰砰地持續跳動，這就是急性心臟不全所引發的猝死。

成年人如運動過度或太過緊張，則易造成狹心症及心肌梗塞。但是小孩則幾乎不會發生上述疾病，大多是發生急性心臟不全。

依據上述調查。並無罹患心臟方面疾病而死亡的，其死因都以心臟不全來處理，如果生前即已罹患某些疾病之患者，其死因則以器質性心臟病來處理；在此我們將簡單地為您介紹這類疾病。

心肌症

心臟肌肉因不明原因而變得肥厚的，則是罹患心臟肥大的疾病。肌肉並無肥大現象，然而，心臟內腔卻擴大了。且由外表看來，此心臟之體積則較一般正常心臟來得更大。而且，有些是因為病毒侵入心臟的肌肉，造成肌肉發生損害。

有很多都是經過心電圖或X光檢查後才被認定是心肌症，目前只要心電圖上顯示出異常狀況，便可再經由更精密的檢查來診斷是否為心肌症。

這種疾病也容易引發不整脈，即使沒有做過於勉強體能的事情，也會導致死亡。

先天性心臟病

是指一生下來心臟便有了異常的疾病。在此，要整理說明的是關於心臟發生畸型的疾病。例如：心房中隔欠損症、心室中隔欠損症、furrow四徵等。

大都可聽出其心臟有雜音，如屬中重度以上之心臟毛病時，幾乎在入小學前便可被診斷出來了。通常在體育上會有所限制。如無視此運動限制，硬要勉強自己運動的話，則會造成心臟不全，嚴重時會導致死亡。

如果是輕微的先天性心臟病的話，則很難被發現。如不事先接受診斷，而又做出勉強自己體能之運動時，會造成病情突然惡化，有時會導致死亡。並且，要在死後進行解剖，才知道其罹患輕微的先天性心臟病。

川崎病

這是種很有名的病。祇發生在小孩身上，會發熱、發疹，並會出現其他全身性的症狀。此種疾病易造成心臟冠狀動脈發炎、冠狀動脈擴張，一擴張便會形成冠狀動脈瘤。經心臟超音波檢查，如發現疑點，則可以利用心臟導管來做正確的診斷。

即使全身性的症狀已消失，但是往往在冠狀動脈可徹底治療。如不服藥來排除異狀，自以為身體已完全復原，並在學校如往常一般地上體育課，會造成心臟的負擔過重，易發生心肌梗塞。而且，有時會造成冠狀動脈破裂，並且有可能發生猝死。

心肌炎

身體曾受病毒感染；之後，此病毒又侵犯心臟肌肉，於是造成心臟肌肉發炎，這便是心肌炎。病毒侵害整個心臟的肌肉，造成心臟變得肥大，使得心臟的收縮能力下降。並且易引發不整脈。心臟的收縮能力降低，而又過度運動，便會造成急性心臟不全，心臟的跳動也因而停止，導致死亡。

可利用心電圖及X光檢查來診斷出早期的心肌炎，如確定罹患此種疾病，在學校上體育課時，就應避免激烈的運動。

QT延長症候群

這是指在心電圖上之QT時間會發生延長的一種疾病。易引起情況最惡劣之不整脈，即心室纖細顫動。並會因此而造成猝死。此種疾病之患者即使在不運動時，也會發生猝死，要特別注意。

心房粗動

此種疾病可經由心電圖而被診斷出來。

屬不整脈的一種，心房每分鐘會顫動三百至四百次，並且會影響到整個心臟，以致於心臟之跳動次數，每分鐘會高達一百至二百次的一種疾病。心臟跳動過劇易導致疲勞，並造成心臟不全。嚴重時會導致死亡。

這是因為患者原本即已罹患某種疾病，此種疾病而引發了心房粗動，幾乎所有患者的情況，都是這樣的。然而，有些患者卻是在沒有任何明顯疾病下，出現此種心房粗動的現象。

治療方法有電擊及注射藥物，須依患者情況而定。

■做什麼事易導致猝死呢?■

關於這個問題請參考表一（一七六頁）；分為上體育課（三十六例）、課外活動兩項。最多的是賽跑、耐力跑。較其他項目多，有十三例。還有足球、籃球等也有很多。而游泳也有七個例子。

依據上列所述；可做出下列二項結論：

①以運動方式而言，猝死多發生於激烈的運動項目。

②課外活動較上體育課更易造成猝死。

課外活動，不論怎麼說，原本就不適合心臟不好的孩子。即使心臟有點不好的孩子，也要和同學一塊兒上體育課。以前上體育課時不會做過激烈運動，但是，因為最近心臟的情況較好，就試試看。於是和大家一塊兒跑馬拉松，或做其他運動。然而，有些人卻因此而發生猝死。

心臟不好的孩子，已經好久沒有跑步了，於是當有一天身體情況較好時，便在體育課上，和同學一塊兒跑跑步，運動運動，然而，卻不幸發生猝死。實際上，這樣的事情我們常會聽到。

■猝死多發生於那個年齡層？■

參考表二，便可知曉了。小學生有二十一例、中學生有二十六例、高中生有三十一例。其中有七個小學生，是在安靜時，發生猝死的。這一點，非常受到注目。

學童發生猝死時所做的運動項目　表一

	上體育課	課外活動	合計
賽跑、耐力跑	13	0	13
足球	7	2	9
籃球	4	2	6
棒球	0	4	4
壘球	0	3	3
劍道	3	0	3
柔道	2	1	3
排球	0	2	2
橄欖球	0	2	2
手球	0	1	1
陸上競技	0	1	1
游泳	7	0	7
合　　計	36	18	54

年別、死亡時之狀況　表二

	安靜時	體育	部活	課外運動	游泳
小學生（21例）	7	7	5	2	/
中學生（26例）	4	9	7	5	1
高中生（31例）	5	13	11	1	1

在安靜時發生的猝死，幾乎都是因為心臟出現不整脈所致的。這種猝死也有可能是因為前述的QT延長症候群、心房粗動及心肌炎等引發了惡性不整脈而導致死亡。

高中生猝死病例何以較中、小學生多呢？這是因為高中生所做的運動較為激烈之故。

■猝死多發生於何種天氣形態下呢？■

只要參考下一頁的表便可瞭解了。

①氣溫在三十度以上時。

②濕度高於百分之六十五以上時。

猝死的病例會增加。

據調查：「孩童猝死多發生於七月、八月高溫、潮濕的時候。」

然而，從多方面看來，成年人猝死則以冬季最常見。這與孩童猝死相較，卻是完全不同的。

■孩童猝死之預防方法■

夏季死亡時的氣象狀態

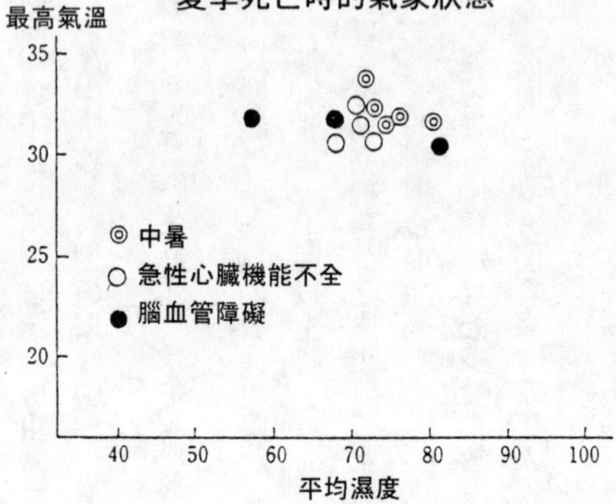

①有心臟病的孩童，絕不可做超出體能的運動。

②接受學校之心電圖檢查，即使有一點點異常出現，就應接受循環器官專門醫師的精密檢查。

③關於第二點，應該施行長時間記錄之心電圖的全程檢查。

④如發現不整脈，則應特別注意自己的行動，並依情況服用藥物治療。

⑤在七、八月炎熱的季節裡，應停止做激烈運動。

⑥只要稍微覺得身體有點不適，就應停止上體育課。尤其是六月至八月時，應特別注意自己的身體狀況。

如切實遵守上列事項，則較能預防孩童猝死的發生。

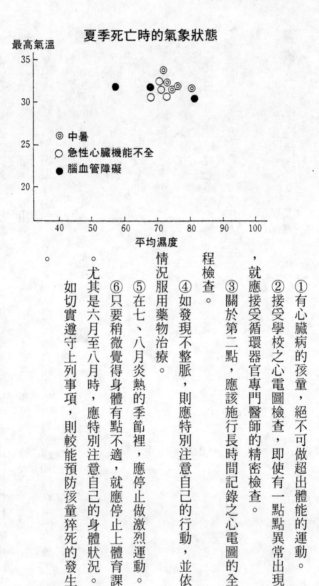

相關用語 7

動脈硬化症

在動脈內側累積了膽固醇等物質，漸漸地內腔變得狹窄。是造成狹心症、心肌梗塞、腦梗塞、腦出血的原因之一。抽煙、糖尿病、高脂血症、高血壓等會促進動脈的硬化。

腦梗塞

腦的動脈發生堵塞的現象，血液無法往前流通，造成組織壞死。嚴重時會導致死亡。過度疲勞也易發生腦梗塞。

腦出血

腦部的動脈發生破裂造成出血即為腦出血。病患多為罹患高血壓之人。壓力過重、精神過於緊張及身體過度疲勞，血壓便會上昇，應特別注意。突然地，手腳會喪失其功能，且無法活動、無法說話。出血如流至腦室則會造成死亡。預防重點在於降低血壓。

不整脈

即脈搏紊亂，會變快也會變慢。會變亂的幾乎都是期外收縮。

變快的時候，心跳每分鐘可高達一百下。例如：洞頻脈、發作性頻脈、心房纖細顫動、心房粗動、心室頻拍等都是。變慢的話，則心跳每分鐘在五十次以下，例如：洞徐脈、刺激傳導阻滯等。

可利用心電圖、長時間記錄心電圖診斷出來。

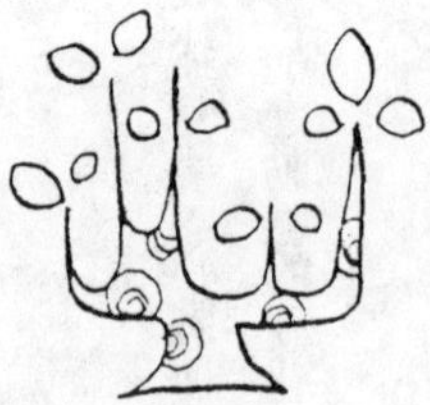

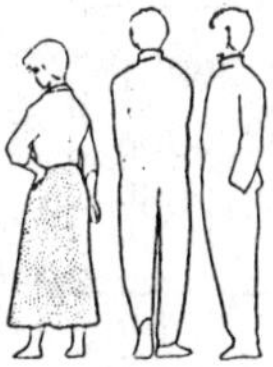

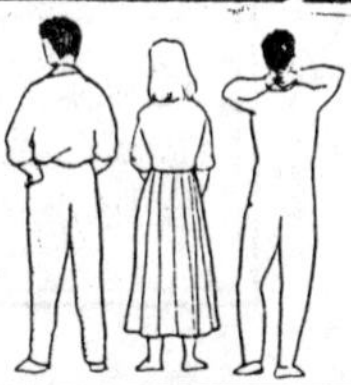

大展出版社有限公司	圖書目錄
地址：台北市北投區11204 致遠一路二段12巷1號 郵撥： 0166955～1	電話：(02) 8236031 8236033 傳眞：(02) 8272069

・法律專欄連載・電腦編號58

台大法學院 法律學系／策劃 法律服務社／編著

①別讓您的權利睡著了1	180元
②別讓您的權利睡著了2	180元

・婦 幼 天 地・電腦編號16

①八萬人減肥成果	黃靜香譯	150元
②三分鐘減肥體操	楊鴻儒譯	130元
③窈窕淑女美髮秘訣	柯素娥譯	130元
④使妳更迷人	成　玉譯	130元
⑤女性的更年期	官舒妍編譯	130元
⑥胎內育兒法	李玉瓊編譯	120元
⑦愛與學習	蕭京凌編譯	120元
⑧初次懷孕與生產	婦幼天地編譯組	180元
⑨初次育兒12個月	婦幼天地編譯組	180元
⑩斷乳食與幼兒食	婦幼天地編譯組	180元
⑪培養幼兒能力與性向	婦幼天地編譯組	180元
⑫培養幼兒創造力的玩具與遊戲	婦幼天地編譯組	180元
⑬幼兒的症狀與疾病	婦幼天地編譯組	180元
⑭腿部苗條健美法	婦幼天地編譯組	150元
⑮女性腰痛別忽視	婦幼天地編譯組	130元
⑯舒展身心體操術	李玉瓊編譯	130元
⑰三分鐘臉部體操	趙薇妮著	120元
⑱生動的笑容表情術	趙薇妮著	120元
⑲心曠神怡減肥法	川津祐介著	130元
⑳內衣使妳更美麗	陳玄茹譯	130元

・青 春 天 地・電腦編號17

①A血型與星座	柯素娥編譯	120元

②B血型與星座	柯素娥編譯	120元
③O血型與星座	柯素娥編譯	120元
④AB血型與星座	柯素娥編譯	120元
⑤青春期性教室	呂貴嵐編譯	130元
⑥事半功倍讀書法	王毅希編譯	130元
⑦難解數學破題	宋釗宜編譯	130元
⑧速算解題技巧	宋釗宜編譯	130元
⑨小論文寫作秘訣	林顯茂編譯	120元
⑩視力恢復！超速讀術	江錦雲譯	130元
⑪中學生野外遊戲	熊谷康編著	120元
⑫恐怖極短篇	柯素娥編譯	130元
⑬恐怖夜話	小毛驢編譯	130元
⑭恐怖幽默短篇	小毛驢編譯	120元
⑮黑色幽默短篇	小毛驢編譯	120元
⑯靈異怪談	小毛驢編譯	130元
⑰錯覺遊戲	小毛驢編譯	130元
⑱整人遊戲	小毛驢編譯	120元
⑲有趣的超常識	柯素娥編譯	130元
⑳哦！原來如此	林慶旺編譯	130元
㉑趣味競賽100種	劉名揚編譯	120元
㉒數學謎題入門	宋釗宜編譯	150元
㉓數學謎題解析	宋釗宜編譯	150元
㉔透視男女心理	林慶旺編譯	120元
㉕少女情懷的自白	李桂蘭編譯	120元
㉖由兄弟姊妹看命運	李玉瓊編譯	130元
㉗趣味的科學魔術	林慶旺編譯	150元
㉘趣味的心理實驗室	李燕玲編譯	150元
㉙愛與性心理測驗	小毛驢編譯	130元
㉚刑案推理解謎	小毛驢編譯	130元
㉛偵探常識推理	小毛驢編繹	130元

•健 康 天 地•電腦編號18

①壓力的預防與治療	柯素娥編譯	130元
②超科學氣的魔力	柯素娥編譯	130元
③尿療法治病的神奇	中尾良一著	130元
④鐵證如山的尿療法奇蹟	廖玉山譯	120元
⑤一日斷食健康法	葉慈容編譯	120元
⑥胃部強健法	陳炳崑譯	120元
⑦癌症早期檢查法	廖松濤譯	130元

⑧老人痴呆症防止法	柯素娥編譯	130元
⑨松葉汁健康飲料	陳麗芬編譯	130元

•超現實心理講座•電腦編號22

①超意識覺醒法	詹蔚芬編譯	130元
②護摩秘法與人生	劉名揚編譯	130元
③秘法！超級仙術入門	陸　明譯	150元

•心 靈 雅 集•電腦編號00

①禪言佛語看人生	松濤弘道著	150元
②禪密教的奧秘	葉逯謙譯	120元
③觀音大法力	田口日勝著	120元
④觀音法力的大功德	田口日勝著	120元
⑤達摩禪106智慧	劉華亭編譯	150元
⑥有趣的佛教研究	葉逯謙編譯	120元
⑦夢的開運法	蕭京凌譯	130元
⑧禪學智慧	柯素娥編譯	130元
⑨女性佛教入門	許俐萍譯	110元
⑩佛像小百科	心靈雅集編譯組	130元
⑪佛教小百科趣談	心靈雅集編譯組	120元
⑫佛教小百科漫談	心靈雅集編譯組	150元
⑬佛教知識小百科	心靈雅集編譯組	150元
⑭佛學名言智慧	松濤弘道著	180元
⑮釋迦名言智慧	松濤弘道著	180元
⑯活人禪	平田精耕著	120元
⑰坐禪入門	柯素娥編譯	120元
⑱現代禪悟	柯素娥編譯	130元
⑲道元禪師語錄	心靈雅集編譯組	130元
⑳佛學經典指南	心靈雅集編譯組	130元
㉑何謂「生」　阿含經	心靈雅集編譯組	130元
㉒一切皆空　般若心經	心靈雅集編譯組	130元
㉓超越迷惘　法句經	心靈雅集編譯組	130元
㉔開拓宇宙觀　華嚴經	心靈雅集編譯組	130元
㉕真實之道　法華經	心靈雅集編譯組	130元
㉖自由自在　涅槃經	心靈雅集編譯組	130元
㉗沈默的教示　維摩經	心靈雅集編譯組	130元
㉘開通心眼　佛語佛戒	心靈雅集編譯組	130元
㉙揭秘寶庫　密教經典	心靈雅集編譯組	130元
㉚坐禪與養生	廖松濤譯	110元

㉛釋尊十戒	柯素娥編譯	120元
㉜佛法與神通	劉欣如編著	120元
㉝悟（正法眼藏的世界）	柯素娥編譯	120元
㉞只管打坐	劉欣如編譯	120元
㉟喬答摩・佛陀傳	劉欣如編著	120元
㊱唐玄奘留學記	劉欣如編譯	120元
㊲佛教的人生觀	劉欣如編譯	110元
㊳無門關（上卷）	心靈雅集編譯組	150元
㊴無門關（下卷）	心靈雅集編譯組	150元
㊵業的思想	劉欣如編著	130元
㊶		

・經 營 管 理・電腦編號01

◎創新經營管理六十六大計（精）	蔡弘文編	780元
①如何獲取生意情報	蘇燕謀譯	110元
②經濟常識問答	蘇燕謀譯	130元
③股票致富68秘訣	簡文祥譯	100元
④台灣商戰風雲錄	陳中雄著	120元
⑤推銷大王秘錄	原一平著	100元
⑥新創意・賺大錢	王家成譯	90元
⑦工廠管理新手法	琪　輝著	120元
⑧奇蹟推銷術	蘇燕謀譯	100元
⑨經營參謀	柯順隆譯	120元
⑩美國實業24小時	柯順隆譯	80元
⑪撼動人心的推銷法	原一平著	120元
⑫高竿經營法	蔡弘文編	120元
⑬如何掌握顧客	柯順隆譯	150元
⑭一等一賺錢策略	蔡弘文編	120元
⑮世界經濟戰爭	約翰・渥洛諾夫著	120元
⑯成功經營妙方	鐘文訓著	120元
⑰一流的管理	蔡弘文編	150元
⑱外國人看中韓經濟	劉華亭譯	150元
⑲企業不良幹部群相	琪輝編著	120元
⑳突破商場人際學	林振輝編著	90元
㉑無中生有術	琪輝編著	140元
㉒如何使女人打開錢包	林振輝編著	100元
㉓操縱上司術	邑井操著	90元
㉔小公司經營策略	王嘉誠著	100元
㉕成功的會議技巧	鐘文訓編譯	100元
㉖新時代老闆學	黃柏松編著	100元

㉗如何創造商場智囊團	林振輝編譯	150元
㉘十分鐘推銷術	林振輝編譯	120元
㉙五分鐘育才	黃柏松編譯	100元
㉚成功商場戰術	陸明編譯	100元
㉛商場談話技巧	劉華亭編譯	120元
㉜企業帝王學	鐘文訓譯	90元
㉝自我經濟學	廖松濤編譯	100元
㉞一流的經營	陶田生編著	120元
㉟女性職員管理術	王昭國編譯	120元
㊱ＩＢＭ的人事管理	鐘文訓編譯	150元
㊲現代電腦常識	王昭國編譯	150元
㊳電腦管理的危機	鐘文訓編譯	120元
㊴如何發揮廣告效果	王昭國編譯	150元
㊵最新管理技巧	王昭國編譯	150元
㊶一流推銷術	廖松濤編譯	120元
㊷包裝與促銷技巧	王昭國編譯	130元
㊸企業王國指揮塔	松下幸之助著	120元
㊹企業精銳兵團	松下幸之助著	120元
㊺企業人事管理	松下幸之助著	100元
㊻華僑經商致富術	廖松濤編譯	130元
㊼豐田式銷售技巧	廖松濤編譯	120元
㊽如何掌握銷售技巧	王昭國編著	130元
㊾一分鐘推銷員	廖松濤譯	90元
㊿洞燭機先的經營	鐘文訓編譯	150元
51ＩＢＭ成功商法	巴克・羅傑斯著	130元
52新世紀的服務業	鐘文訓編譯	100元
53成功的領導者	廖松濤編譯	120元
54女推銷員成功術	李玉瓊編譯	130元
55ＩＢＭ人才培育術	鐘文訓編譯	100元
56企業人自我突破法	黃琪輝編著	150元
57超級經理人	羅拔・海勒著	100元
58財富開發術	蔡弘文編著	130元
59成功的店舖設計	鐘文訓編著	150元
60靈巧者成功術	鐘文訓編譯	150元
61企管回春法	蔡弘文編著	130元
62小企業經營指南	鐘文訓編譯	100元
63商場致勝名言	鐘文訓編譯	150元
64迎接商業新時代	廖松濤編譯	100元
65透視日本企業管理	廖松濤　譯	100元
66新手股票投資入門	何朝乾　編	150元
67上揚股與下跌股	何朝乾編譯	150元

⑱股票速成學	何朝乾編譯	180元
⑲理財與股票投資策略	黃俊豪編著	180元
⑳黃金投資策略	黃俊豪編著	180元
㉑厚黑管理學	廖松濤編譯	180元
㉒股市致勝格言	呂梅莎編譯	180元
㉓透視西武集團	林谷燁編譯	150元
㉔推銷改變我的一生	柯素娥　譯	120元
㉕推銷始於被拒	盧媚璟　譯	120元
㉖巡迴行銷術	陳蒼杰譯	150元
㉗推銷的魔術	王嘉誠譯	120元
㉘60秒指導部屬	周蓮芬編譯	150元
㉙精銳女推銷員特訓	李玉瓊編譯	130元
㉚企劃、提案、報告圖表的技巧	鄭　汶　譯	180元
㉛海外不動產投資	許達守編譯	150元
㉜八百件的世界策略	李玉瓊譯	150元
㉝服務業品質管理	吳宜芬譯	180元
㉞零庫存銷售	黃東謙編譯	150元
㉟三分鐘推銷管理	劉名揚編譯	150元
㊱推銷大王奮鬥史	原一平著	150元
㊲豐田汽車的生產管理	林谷燁編譯	元

・成功寶庫・ 電腦編號02

①上班族交際術	江森滋著	100元
②拍馬屁訣竅	廖玉山編譯	110元
③一分鐘適應法	林曉陽譯	90元
④聽話的藝術	歐陽輝編譯	110元
⑤人心透視術	多湖輝著	100元
⑥克服逆境的智慧	廖松濤　譯	100元
⑦不可思議的人性心理	多湖輝　著	120元
⑧成功的人生哲學	劉明和　譯	120元
⑨求職轉業成功術	陳　義編著	110元
⑩上班族禮儀	廖玉山編著	120元
⑪接近心理學	李玉瓊編著	100元
⑫創造自信的新人生	廖松濤編著	120元
⑬卡耐基的人生指南	林曉鐘編譯	120元
⑭上班族如何出人頭地	廖松濤編著	100元
⑮神奇瞬間瞑想法	廖松濤編譯	100元
⑯人生成功之鑰	楊意苓編著	150元
⑰當一個享受成功的人	戴恆雄編著	100元
⑱潛在心理術	多湖輝　著	100元

⑲給企業人的諍言	鐘文訓編著	120元
⑳企業家自律訓練法	陳　義編譯	100元
㉑上班族妖怪學	廖松濤編著	100元
㉒猶太人縱橫世界的奇蹟	孟佑政編著	110元
㉓訪問推銷術	黃静香編著	130元
㉔改運的秘訣	吳秀美　譯	120元
㉕你是上班族中強者	嚴思圖編著	100元
㉖向失敗挑戰	黃静香編著	100元
㉗成功心理學	陳蒼杰　譯	100元
㉘墨菲成功定律	吳秀美　譯	130元
㉙機智應對術	李玉瓊編著	130元
㉚成功頓悟100則	蕭京凌編譯	130元
㉛掌握好運100則	蕭京凌編譯	110元
㉜知性幽默	李玉瓊編譯	130元
㉝熟記對方絕招	黃静香編譯	100元
㉞男性成功秘訣	陳蒼杰編譯	130元
㉟超越巔峯者	C・加菲爾德著	130元
㊱業務員成功秘方	李玉瓊編著	120元
㊲察言觀色的技巧	劉華亭編著	130元
㊳一流領導力	施義彥編譯	120元
㊴一流說服力	李玉瓊編著	130元
㊵30秒鐘推銷術	廖松濤編譯	120元
㊶猶太成功商法	周蓮芬編譯	120元
㊷尖端時代行銷策略	陳蒼杰編著	100元
㊸顧客管理學	廖松濤編著	100元
㊹如何使對方說Yes	程　羲編著	150元
㊺如何提高工作效率	劉華亭編著	150元
㊻企業戰術必勝法	黃静香編著	130元
㊼上班族口才學	楊鴻儒譯	120元
㊽上班族新鮮人須知	程　羲編著	120元
㊾如何左右逢源	程　羲編著	130元
㊿語言的心理戰	多湖輝著	130元
51扣人心弦演說術	劉名揚編著	120元
52八面玲瓏成功術	陳　羲譯	130元
53如何增進記憶力、集中力	廖松濤譯	130元
54頂尖領導人物	陳蒼杰譯	120元
55性惡企業管理學	陳蒼杰譯	130元
56自我啟發200招	楊鴻儒編著	150元
57做個傑出女職員	劉名揚編著	130元
58靈活的集團營運術	楊鴻儒編著	120元
59必勝交涉強化法	陳蒼杰譯	120元

⑥⓪個案研究活用法	楊鴻儒編著	130元
⑥①企業教育訓練遊戲	楊鴻儒編著	120元
⑥②管理者的智慧	程　義編譯	130元
⑥③做個佼佼管理者	馬筱莉編譯	130元
⑥④智慧型說話技巧	沈永嘉編譯	130元
⑥⑤歌德人生箴言	沈永嘉編譯	150元
⑥⑥活用佛學於經營	松濤弘道著	150元
⑥⑦活用禪學於企業	柯素娥編譯	130元
⑥⑧詭辯的智慧	沈永嘉編譯	130元
⑥⑨幽默詭辯術	廖玉山編譯	130元
⑦⓪拿破崙智慧箴言	柯素娥編譯	130元
⑦①自我培育・超越	蕭京凌編譯	150元
⑦②深層心理術	多湖輝著	130元
⑦③深層語言術	多湖輝著	130元
⑦④時間即一切	沈永嘉編譯	130元
⑦⑤自我脫胎換骨	柯素娥譯	150元
⑦⑥贏在起跑點—人才培育鐵則	楊鴻儒編譯	150元
⑦⑦做一枚活棋	李玉瓊編譯	130元
⑦⑧面試成功戰略	柯素娥編譯	130元
⑦⑨自我介紹與社交禮儀	柯素娥編譯	130元
⑧⓪說NO的技巧	廖玉山編譯	130元
⑧①瞬間攻破心防法	廖玉山編譯	120元
⑧②改變一生的名言	李玉瓊編譯	130元
⑧③性格性向創前程	楊鴻儒編譯	130元
⑧④訪問行銷新竅門	廖玉山編譯	150元
⑧⑤無所不達的推銷話術	李玉瓊編譯	150元

・處世智慧・ 電腦編號03

①如何改變你自己	陸明編譯	90元
②人性心理陷阱	多湖輝著	90元
③面對面的心理戰術	多湖輝著	90元
④幽默說話術	林振輝編譯	120元
⑤讀書36計	黃柏松編譯	110元
⑥靈感成功術	譚繼山編譯	80元
⑦如何使人對你好感	張文志譯	110元
⑧扭轉一生的五分鐘	黃柏松編譯	100元
⑨知人、知面、知其心	林振輝譯	110元
⑩現代人的詭計	林振輝譯	100元
⑪怎樣突破人性弱點	摩　根著	90元
⑫如何利用你的時間	蘇遠謀譯	80元

⑬口才必勝術	黃柏松編譯	120元
⑭女性的智慧	譚繼山編譯	90元
⑮如何突破孤獨	張文志編譯	80元
⑯人生的體驗	陸明編譯	80元
⑰微笑社交術	張芳明譯	90元
⑱幽默吹牛術	金子登著	90元
⑲攻心說服術	多湖輝著	100元
⑳當機立斷	陸明編譯	70元
㉑勝利者的戰略	宋恩臨編譯	80元
㉒如何交朋友	安紀芳編著	70元
㉓鬥智奇謀（諸葛孔明兵法）	陳炳崑著	70元
㉔慧心良言	亦　奇著	80元
㉕名家慧語	蔡逸鴻主編	90元
㉖金色的人生	皮爾著	80元
㉗稱霸者啟示金言	黃柏松編譯	90元
㉘如何發揮你的潛能	陸明編譯	90元
㉙女人身態語言學	李常傳譯	100元
㉚摸透女人心	張文志譯	90元
㉛現代戀愛秘訣	王家成譯	70元
㉜給女人的悄悄話	妮倩編譯	90元
㉝行為語言的奧秘	歆夫編譯	110元
㉞如何開拓快樂人生	陸明編譯	90元
㉟驚人時間活用法	鐘文訓譯	80元
㊱成功的捷徑	鐘文訓譯	70元
㊲幽默逗笑術	林振輝著	120元
㊳活用血型讀書法	陳炳崑譯	80元
㊴心　燈	葉于模著	100元
㊵當心受騙	林顯茂譯	90元
㊶心・體・命運	蘇燕謀譯	70元
㊷如何使頭腦更敏銳	陸明編譯	70元
㊸宮本武藏五輪書金言錄	宮本武藏著	100元
㊹厚黑說服術	多湖輝著	90元
㊺勇者的智慧	黃柏松編譯	80元
㊻善意的心理騙術	多湖輝著	75元
㊼成熟的愛	林振輝譯	120元
㊽現代女性駕馭術	蔡德華著	90元
㊾禁忌遊戲	酒井潔著	90元
㊿自我表現術	多湖輝著	100元
(51)女性的魅力・年齡	廖玉山譯	90元
(52)摸透男人心	劉華亭編譯	80元
(53)如何達成願望	謝世輝著	90元

㊹創造奇蹟的「想念法」	謝世輝著	90元
㊺創造成功奇蹟	謝世輝著	90元
㊻男女幽默趣典	劉華亭譯	90元
㊼幻想與成功	廖松濤譯	80元
㊽反派角色的啟示	廖松濤編譯	70元
㊾現代女性須知	劉華亭編著	75元
㊿一分鐘記憶術	廖玉山譯	90元
61機智說話術	劉華亭編譯	100元
62如何突破內向	姜倩怡編譯	110元
63扭轉自我的信念	黃　翔編譯	100元
64讀心術入門	王家成編譯	100元
65如何解除內心壓力	林美羽編著	110元
66取信於人的技巧	多湖輝著	110元
67如何培養堅強的自我	林美羽編著	90元
68自我能力的開拓	卓一凡編著	110元
69求職的藝術	吳秀美編譯	100元
70縱橫交涉術	嚴思圖編著	90元
71如何培養妳的魅力	劉文珊編著	90元
72魅力的力量	姜倩怡編著	90元
73金錢心理學	多湖輝著	100元
74語言的圈套	多湖輝著	110元
75個性膽怯者的成功術	廖松濤編譯	100元
76人性的光輝	文可式編著	90元
77如何建立自信心	諾曼・比爾著	90元
78驚人的速讀術	鐘文訓編譯	90元
79培養靈敏頭腦秘訣	廖玉山編著	90元
80夜晚心理術	鄭秀美編譯	80元
81如何做個成熟的女性	李玉瓊編著	80元
82現代女性成功術	劉文珊編著	90元
83成功說話技巧	梁惠珠編譯	100元
84人生的真諦	鐘文訓編譯	100元
85妳是人見人愛的女孩	廖松濤編著	120元
86精神緊張速解法	F・查爾斯著	90元
87指尖・頭腦體操	蕭京凌編譯	90元
88電話應對禮儀	蕭京凌編著	90元
89自我表現的威力	廖松濤編譯	100元
90名人名語啟示錄	喬家楓編著	100元
91男與女的哲思	程鐘梅編譯	110元
92靈思慧語	牧　風著	110元
93心靈夜語	牧　風著	100元
94激盪腦力訓練	廖松濤編譯	100元

國立中央圖書館出版品預行編目資料

過勞死，瘁死的預防／卓秀貞編譯　--初版
--臺北市：大展，民82
面；　公分　--（健康天地；11）
ISBN 957-557-410-9（平裝）

1. 心臟脈管系一疾病

415.3　　82008878

ISBN 957-557-410-9

過勞死、猝死的預防

編譯者／卓 秀 貞
發行人／蔡 森 明
出版者／大展出版社有限公司
社　址／台北市北投區（石牌）
致遠一路二段12巷1號
電　話／（02）8236031・8236033
傳　真／（02）8272069
郵政劃撥／0166955－1
登記證／局版臺業字第2171號

法律顧問／劉 鈞 男 律師
承印者／國順圖書印刷公司
電　話／（02）9677226
排版者／千賓電腦打字有限公司
電　話／（02）8836052
初　版／1993年（民82年）12月
定　價／130元

大展好書 好書大展

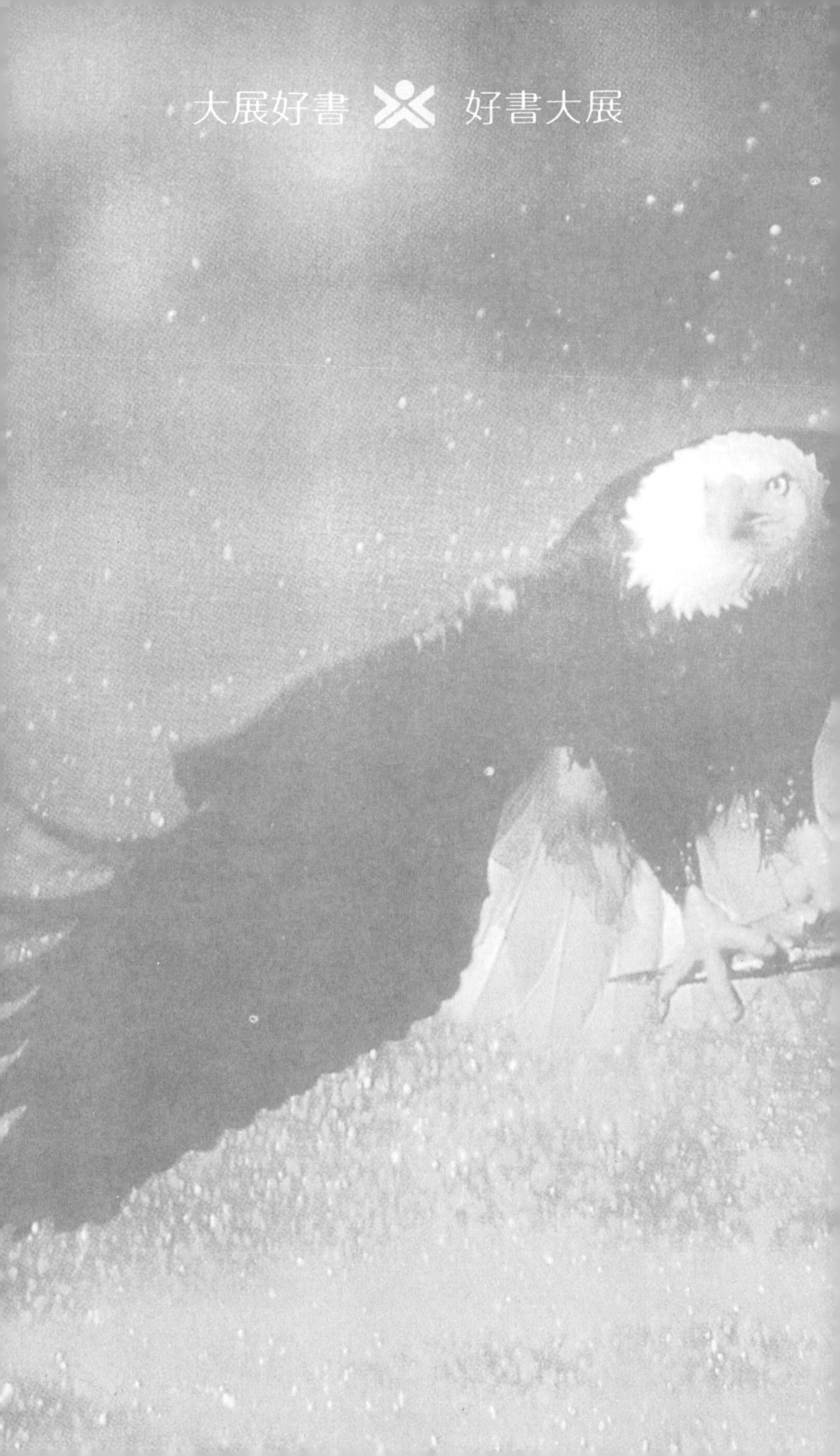
大展好書 好書大展